Parkinson's Treatment German I
Die 10 Geheimnisse eines glück
Kri
von Michael S. Okun, M.D., & Christine Daniels, M.D.

* * *

Inhaltsverzeichnis:

* * *

Vorwort des Autors

Die jüngsten Prognosen zur Häufigkeit der Parkinson-Krankheit sind erschreckend. Sollten sie stimmen, bedeuten diese Zahlen, dass wir uns an der Schwelle zu einer neu aufkommenden Pandemie befinden. Es ist zu befürchten, dass sich die Zahl der Parkinson-Patienten in den bevölkerungsreichsten Nationen der Erde bis zum Jahr 2030 auf fast 30 Millionen verdoppeln wird. Diese Zahlen mögen unglaublich erscheinen, aber sie sind real und liegen in der kontinuierlich alternden Bevölkerung begründet. Alter ist der wichtigste und nicht beeinflussbare Risikofaktor für die Entwicklung der Parkinson-Krankheit. Da die Lebenserwartung steigt, steigt zwangsläufig auch die Zahl der Erkrankten an. Anders gesagt, wenn jeder 100 Jahre alt wird, werden wir gezwungen sein, uns mit der Parkinson-Krankheit im Sinne einer weltweiten Krise auseinanderzusetzen.

Während meiner weltweiten Reisen als Medizinischer Direktor der „National Parkinson Foundation" (NPF) habe ich Zehntausende von Parkinson-Betroffenen, Angehörigen und Freunden getroffen. Eine der am häufigsten gestellten Fragen ist: „Was kann ich tun, um mein Leben und das meiner Angehörigen zu verbessern?". Ich habe dieses Buch geschrieben, um diesen Wissensdurst, den sich Parkinson-Patienten und ihre Familien weltweit teilen, zu stillen. Gemeinsam mit einem Netzwerk aus ehemaligen Stipendiaten und Kollegen haben wir dieses Buch in so viele Sprachen wie möglich übersetzt, um das notwendige Wissen für ein hoffnungsvolleres und glücklicheres Leben mit der Parkinson-Krankheit in der Welt zu verbreiten.

* * *

Einleitung:

Die vier einfachen Worte „Sie haben die Parkinson-Krankheit" sind ein Stich ins Herz und lassen jedes Jahr die Lebensträume von weltweit über 50.000 Menschen platzen. Wenn der erste Schock über die Diagnose nachlässt, beherrscht ein neuer Gedanke jeden Betroffenen: „Gibt es eine Heilung?". Bis heute ist die Antwort darauf: Nein. Jeder neue Betroffene betritt mit der Diagnosestellung, meist ohne es gleich zu merken, einen engen, gewundenen und oft holprigen Pfad.

Lu Xun, ein prominenter chinesischer Schriftsteller des 19. und 20. Jahrhunderts, der sich mit der Sterblichkeit und der Menschheit befasst hat, schrieb: „Es lässt sich nicht mit Bestimmtheit sagen, dachte ich, ob es schon immer Hoffnung gegeben hat oder nicht. Es verhält sich wie mit den Wegen auf der Erde, ursprünglich gab es keine, doch als immer mehr Menschen die Erde beschritten, entstanden auch Wege." [1] Genauso haben Generationen von Parkinson-Patienten einen langen Pfad gebildet, an dessen Rand immer wieder Passanten standen, die nur kurz eine Hand reichen, aber auch andere, die sich aus verschiedensten Gründen entschieden haben, die Parkinson-Reisenden auf ihrem Weg zu begleiten und Ihnen zu helfen. Diese „anderen" stellen die Hoffnung, das Licht und die wissenschaftlichen Erkenntnisse bereit, die die Chance stärken, dass wir eines Tages das Endes dieses Weges – eine Heilung für die Parkinson-Krankheit – erreichen können.

Die Erzählungen von Tausenden von Parkinson-Erkrankten haben mich zutiefst inspiriert. Ihre Geschichten und Erfahrungen motivieren mich, weiter auf das Ziel einer Heilung hinzuarbeiten. Deshalb sind die Geschichten, die noch entdeckt werden müssen, genauso wichtig wie diejenigen, die wir schon gehört haben. Dieses Buch trägt die besten und wichtigsten dieser Geschichten zusammen und hebt die Erkenntnisse hervor, die helfen können, einen Weg zu einem glücklicheren und sinngebenden Leben für Parkinson-Patienten zu finden. Im Laufe dieses Buches berichten wir von den wichtigsten „Erfolgen" aber auch den „Misserfolgen" in der symptomatischen Behandlung der Krankheit. Die Rationale, die wissenschaftlichen Hintergründe und die Alltags-erfahrungen eines jeden Behandlungsverfahrens zu verstehen und zu kennen, verbessert das Wissen der Betroffenen, der Pflegenden wie auch der Angehörigen erheblich. Das Verstehen von Zusammenhängen und das Ausräumen von Missverständnissen um die Parkinson-Krankheit wird Ihnen helfen, einen besseren Umgang mit der Parkinson-Krankheit zu entdecken.

Oft werde ich beim ersten Treffen mit einem Patienten und seiner Familie mit einem leichten Zusammenkneifen der Augen und einem leisen Seufzer begrüßt. Dieses Szenario erinnerte mich immer wieder lebhaft an meine Reise nach New York zur „Michael J. Fox Foundation for Parkinson Research" am Anfang meiner Karriere. Ich war einer der ersten Stipendiaten und, als ich mich zum Abendessen an den Tisch setzte, flüsterte ein Mann von der UCLA (Universität von Kalifornien, Los Angeles) zu seinem Freund am Tisch: „Ist das Okun? Ich dachte, er wäre viel älter." Häufig höre ich Ehepartner eines Patienten einen ähnlichen Satz sagen. Man könnte annehmen, dass mich diese Worte verletzen; aber nein, ehrlich gesagt genieße ich es, diese Worte zu hören, denn sie markieren den Anfang eines gemeinsamen Weges mit einem geschätzten Patienten und seiner Familie. Ein Anfang, der hoffentlich den Funken darstellt, der die Hoffnung entfacht, die zu einem glücklicheren und sinngebenden/zufriedeneren Leben im Umgang mit der Parkinson-Krankheit führen kann. Im Laufe der Jahre bin ich mit jedem meiner Patienten gewachsen, und ihre Reise ist meine Reise.

Eine Gabe, die ich von meinem Vater übernommen habe, ist die Fähigkeit, entscheidende Momente im Leben zu erkennen und einzuschätzen. Steve Jobs sagte einmal zu seinem Team: „Jeder hier hat das Gefühl dafür, dass gerade jetzt einer dieser Momente ist, in dem wir Einfluss auf die Zukunft nehmen." Genauso sehe ich mein erstes Treffen mit einem neuen Patienten als eine Art Bewerbungsgespräch an: Ich bewerbe mich als Führer auf einer Reise, der helfen soll, den zukünftigen Lebensweg zu bestimmen. Ich werde in intime Details und Familiendynamiken eingeweiht, und man verlässt sich auf mich als Vertrauten und angesehenen Berater. Nach kurzer Zeit ist jeder im Untersuchungsraum im Besitz meiner

Kontaktdaten, meiner E-Mail-Adresse, meiner Handynummer und meiner Internetseite. Ich bin mir überaus bewusst, dass meine Worte von Bedeutung sind.

Wann immer ich eine solche Reise mit einem Patienten beginne, erinnere ich mich an Steinbecks Worte: „Eine Reise ist wie eine Ehe. Die sicherste Art zu scheitern, ist zu glauben, man habe sie fest im Griff." [2] Egal, wie viel Sie planen, wie viel Sie sparen, wie vorsichtig Sie sind, wie viel Sie verdienen, trotzdem kann es sein, dass Sie irgendwann in meine Praxis kommen mit der Diagnose Parkinson-Krankheit. Dennoch glaube ich, dass es möglich ist, den Verlauf dieser Reise zu beeinflussen, und viele Fallstricke zu vermeiden, die schnell zu einem gesundheitlichen Alptraum werden können.

Immer wieder beschäftige ich mich mit der philosophischen Frage, wie man im Rahmen der patientenzentrierten Versorgung Hoffnung vermittelt. Ist es möglich, wahren Optimismus, eine positive Einstellung und Hoffnung zu vermitteln, obwohl man keine rasche Heilung anbieten kann? Ich glaube ja. Denn letztlich kommt es immer darauf an, eigene Wertvorstellungen und einen wachsenden Glauben daran zu entwickeln. Wenn man seine Wertvorstellungen entwickelt, gewinnt man den Samen, aus dem Hoffnung wachsen kann. Mahatma Ghandi hat uns gelehrt: „Vertrauen ist nichts, was sich nimmt, sondern ein Zustand, in den man hineinwächst."[3]

Der Moment, in dem ich sage „Sie haben die Parkinson-Krankheit" ist ein kritischer Moment. Von da ab wird es unsere gemeinsame Aufgabe sein, zu verhindern, dass nur noch diese beiden Worte (Parkinson-Krankheit) eine Person oder eine ganze Familie bestimmen. Wir müssen den Betroffenen klar machen, dass Menschen sich durch ihre inneren Werte auszeichnen und nicht durch Krankheiten definiert sind.

Ich habe das wunderbare Privileg, Reisen in die ganze Welt unternommen und Vorträge vor Patienten und Familien gehalten zu haben, die sich mit der Parkinson-Krankheit auseinandersetzen mussten. Ich war betroffen und tief bewegt von den Erzählungen, Tragödien und dem Durchhaltewillen dieser Menschen, die jeden

Morgen aufwachen, um eine neue Herausforderung, eine neue Behinderung auf sich zu nehmen. Seit 2006 habe ich die große Ehre, Fragen (mittlerweile mehr als 10.000) im internationalen, kostenfreien Internet-Forum „Ask the Doctor" der „National Parkinson Foundation" (NPF) zu beantworten. Als ich den Anruf erhielt, das Forum zu übernehmen und Nationaler Medizinischer Direktor der NPF zu werden, hätte ich nie vorhergesehen, wie sehr mich diese Erfahrungen verändern würden. Die Patienten und deren Familien, die ich auf meiner Reise getroffen habe, haben mein Verständnis für chronische neurologische Erkrankungen nicht nur grundlegend, sondern auch in einer tief spirituellen Weise beeinflusst.

Die Zeit, die ich mit Parkinson-Patienten und Patienten mit chronisch neurologischen Erkrankungen und deren Familien verbracht habe, hat mich große Bescheidenheit gelehrt. Bescheidenheit, da wir sowohl im persönlichen Kontakt als auch im Web-Forum einfach umsetzbare Lösungen entwickelt haben, die das Leben der Menschen verändert haben. Für einige Patienten bedeutete dies wieder laufen zu können, für andere, dass ihre Stimme wieder funktionierte und bei vielen löste sich eine Wolke aus Depressionen, Angst und Verzweiflung, die ihre Träume verdunkelt und deren Verwirklichung verhindert hatte. Von all diesen tapferen Menschen, die ich begleitet oder getroffen habe, konnte ich etwas lernen. Gemeinsam haben sie mir geholfen zu erkennen, wie wichtig Zuhören ist. Außerdem haben sie mich gelehrt, niemals davon ausgehen, dass ein Betroffener oder ein Familienmitglied die „Geheimnisse" kennt, die ihm Hoffnung vermitteln und ihn zu einem glücklicheren Leben führen könnten. Darum müssen wir diese Geheimnisse   vermitteln.

Obwohl die meisten Probleme von Patienten mit Parkinson und chronischen neurologischen Erkrankungen vielen Experten auf diesem Gebiet offensichtlich sein sollten, bin ich zu der Überzeugung gekommen, dass die Mehrheit der Patienten und deren Familien nichts über ein paar einfache Geheimnisse wissen. Geheimnisse, die ihre Leben verändern könnten, wenn man sie ihnen offenbart. Diese Geheimnisse können, wenn sie beherzigt werden,

Millionen von Menschen weltweit zu Hoffnung, einem besseren Leben und einer sinngebenden Existenz verhelfen.

Das Ziel dieses Buches ist es, die 10 Geheimnisse für Hoffnung und ein glücklicheres Leben mit allen Menschen zu teilen, die mit Parkinson und chronischen neurologischen Erkrankungen zu tun haben. Gerade als ich anfing, dieses Buch zu schreiben, traf ich mich zum Abendessen mit dem TV-Kommentator Mort Kondracke. Er arbeitete über 37 Jahre als angesehener Journalist und war ein wichtiger Experte in politischen Diskussionssendungen wie „Beltway Boys" und „McLaughlin Report" sowie Mitherausgeber der politischen Zeitung „Roll Call". Morts Frau wurde von meinen Mentoren und Kollegen am NIH und an der Emory Universität behandelt. Mort zählt zu den wichtigsten Personen in den USA, der sich ohne ein Blatt vor den Mund zu nehmen, für mehr Forschung und eine bessere Versorgung von Parkinson-Patienten einsetzt. Ironischerweise wurde bei seiner Frau Milly eine chronische neurologische Erkrankung diagnostiziert, die wie die Parkinson-Krankheit aussah, aber letztlich nicht dieser entsprach. Mort überzeugte mich, dass selbst der Austausch kleiner Geheimnisse nicht nur Parkinson-Patienten helfen kann und dass die Geheimnisse in der Führsorge und Pflege so formuliert werden sollten, dass sie auf alle von chronischen neurologischen Störungen Betroffenen anwendbar sind. Ich habe mein Bestes versucht, seinem Rat zu folgen.

In jedem Kapitel werde ich ein wichtiges Geheimnis aufdecken und die Erkenntnisse, Zusammenhänge sowie die empirischen und wissenschaftlichen Daten erläutern. Zusätzlich werde ich in jedem Kapitel versuchen, ein wenig mehr über mich und noch viel mehr über die Patienten, die mir diese Geheimnisse offenbart haben, zu erzählen. Diese Patienten haben den Samen des Glaubens gesät. Sie haben erfahren wie die Hoffnung wachsen kann, und sie haben die innere Einstellung gefunden, die notwendig ist, um trotz einer chronischen Krankheit Glück und Freude zu empfinden.

Meine prinzipielle Zielsetzung für dieses Buch ist einfach. Teile die Geheimnisse und mache sie weltweit für jeden verfügbar, der mit der Parkinson-Krankheit zu tun hat oder zu tun haben könnte. Ich hatte das Glück, an der Ausbildung von Ärzten auf dem Fachgebiet Parkinson wie auch interdisziplinären Ausbildungsbereichen beteiligt gewesen zu sein, die jetzt auf fast jedem Kontinent arbeiten. Jeden Tag bieten sie eine beispielhafte Patienten-orientierte Versorgung und entzünden damit Hoffnung für diese und die nächste Generation. Ohne zu zögern, erklärte sich jeder von ihnen auf meinen Anruf hin bereit, dieses Buch in seine jeweilige Muttersprache zu übersetzen und damit so vielen Menschen wie möglich zugänglich zu machen. Sie sind meine Helden.

Die geschätzte Häufigkeit der Parkinson-Krankheit ist erschütternd. Die Zahlen zwingen uns aufzuwachen und uns mit der Wirklichkeit der Parkinson-Krankheit und der chronischer neurologischer Erkrankungen zu befassen, bevor es zu einer weltweiten Krise kommt. Es ist beängstigend sich auszumalen, dass sich in den bevölkerungs-reichsten Nationen der Erde die Zahl der Parkinson-Kranken bis zum Jahr 2030 auf fast 30 Millionen verdoppeln wird [4]. Da das Alter als wichtigster Risikofaktor für die Entwicklung der Parkinson-Krankheit identifiziert worden ist, werden wir, wenn jeder 100 Jahre alt wird, alle dieser weitreichenden Wirklichkeit ins Auge blicken.

Das Ziel dieses Buches ist es, Vertrauen zu wecken, den Samen der Hoffnung zu pflanzen und den Patienten zu helfen, ihre inneren Werte zu entdecken, und die „Geheimnisse" zu nutzen, um ihr Leben zu verbessern. Jeder Patient und jedes Familienmitglied, das mit der Parkinson-Krankheit und chronischen neurologischen Erkrankungen zu tun hat, kann Hoffnung finden und entfachen. Hoffnung führt zum Glück, und Glück wird zu einem sinnvollen Leben führen.

* * *

"I look for a sign. Where to go next. You never know when you'll get one. Even the most faithless among us are waiting to be proven wrong."

[Ich suche nach einem Zeichen. Wohin sollte man als nächstes gehen. Man kann nie wissen, wann man eins bekommt. Selbst die Ungläubigen unter uns warten darauf, falsch gelegen zu haben.]
— Jillian Lauren, Pretty: A Novel

„Papa funktioniert nicht richtig." „Papa schüttelt." „Papa hebt seine Füße nicht richtig." „Die Bank wird Papas Unterschrift nicht akzeptieren." Dies sind einige der immer wiederkehrenden Sätze, die üblicherweise den Erstkontakt mit einer Familie auszeichnen. Auch wenn ich die handgeschriebenen Briefe vermisse, ermöglichen die neuen Kommunikationstechnologien den Familien, schnell und direkt mit uns zu kommunizieren, und uns Ärzten geben sie die technische Voraussetzungen, eine zuverlässige und produktive Arzt-Patienten-Beziehung aufzubauen.

Unseren jungen Ärzte versuche ich in der Ausbildung zu vermitteln, dass sie mit einem Smartphone ein leistungsfähiges Werkzeug besitzen, welches die Arzt-Patienten- und Arzt-Angehörigen-Beziehung verbessern kann. Schnelle und fundierte Antworten können angespannte Situationen entschärfen und damit auch die Atmosphäre zukünftiger Arzt-Patienten-Gespräche positiv beeinflussen. Der erste Kontakt und die erste Antwort können entscheidend sein, um ein echtes, patientenzentriertes Gefühl von Empathie zu erreichen. Es gibt keinen Ersatz für echte Empathie.

Das schnelle Erfassen von Situationen und ein entschlossenes Handeln sind entscheidend im Umgang mit Patienten und ihren Familien, die mit ernsten neurologischen Erkrankungen konfrontiert sind. Zu dem Zeitpunkt, wenn Patienten oder Familien einen Arzt erreichen, sind sie von tiefsitzender Sorge, Frustration oder Angst erfasst. Am Anfang ist daher das Beste, was ein Arzt tun kann, gut erreichbar zu sein, indem er kurzfristige Termine anbietet und den

Patienten und ihren Familien versichert, dass es Antworten auf ihre Fragen gibt.

Am „Center for Movement Disorders and Neurorestoration" der Universität Florida ist unsere Philosophie, dass der Service einwandfrei sein muss und sich jedes Teammitglied, von der Anmeldung, über die Patientenaufnahme bis zur Kranken-schwester zu einer Patienten-orientierten Arbeitsweise verpflichtet. Wir haben festgestellt, dass von diesem Ansatz nicht nur die Patienten profitieren, sondern er macht uns auch zu besseren Ärzten und verbessert die interdisziplinäre Zusammenarbeit. Maya Angelou sagte: „Ich habe gelernt, dass die Leute vergessen, was Du zu Ihnen gesagt oder für Sie getan hast, aber sie vergessen nie, welches Gefühl Du ihnen vermittelt hast."

Die erste Begegnung
Mehrere Stunden bis Tage später wird sich zum vereinbarten Termin eine sehr besorgte Familie vorstellen. Oft haben sie einen Nachtflug oder eine lange Anfahrt hinter sich. Schmerzlich erinnere ich mich an ein ähnliches Gefühl während einer Fahrt aus ähnlichem Anlass mit meinem Vater. Fast jede Minute dieser Reise hat sich unauslöschlich in mein Gedächtnis eingebrannt und dabei die Basis für ein starkes Einfühlungsvermögen für alle gelegt, die leiden.

Der erste, eigene Kontakt mit ihrem Arzt wird sich in den Köpfen dieser besorgten Patienten und Familien zweifellos immer wieder wie ein Film abspulen, im Wachen genauso wie beim Schlafen. Nicht selten wird dies mit posttraumatischem Stress oder unruhigen Träumen einhergehen.

Unsere ärztliche Aufgabe ist es, diese Familien zu überzeugen, dass sie am Anfang und nicht am Ende einer Reise stehen. Die Hoffnung begann für viele von ihnen mit einer schriftlichen Anfrage und Bitte um Hilfe. Diese Hoffnung muss vorsichtig entfacht und in eine Flamme verwandelt werden, die Patienten wie Angehörige auf ihrer Reise leiten wird.

Angst entwickelt sich manchmal auch durch den Austausch innerhalb der Familie. In der Regel werden dabei mehrere relativ häufige neurologische Erkrankungen als Ursache für das, was mit Papa los ist, in Erwägung gezogen. Im Verdacht stehen üblicherweise die vier in der Allgemeinheit bekannten Erkrankungen: Alzheimer, Amyotrophe Lateralsklerose (ALS), Schlaganfälle/Hirntumoren und die Parkinson-Krankheit. Kürzlich fragte ich eine Reihe von Familien in der Klinik, von Durchschnittsamerikaner bis hin zu bekannten Firmenchefs, ob sie vor der Diagnosestellung der Parkinson-Krankheit zwischen diesen vier Krankheiten einen Unterschied sähen. Die Antwort war nein. Sie betrachteten diese vier Krankheiten als gleich schlimm und nicht nur schlimm, sondern sehr schlimm. Das Wort, das fast alle verwendeten, war „verheerend".

Die gute Nachricht ist aber, dass diese vier Krankheiten nicht gleich sind, was schon Anlass für große Hoffnung sein sollte. Um sie zu unterscheiden, müssen Sie „die Symptome kennen". Dies ist das erste Geheimnis.

Entwicklung zum ärztlichen Berater und Lehrer
Ein wichtiges Geheimnis der Krankenbetreuung ist es zu lernen, nicht nur Arzt, sondern ein ärztlicher Berater und Lehrer [5] zu sein. Dies ist ein Konzept, das ich von Tony Dungy, einem erfolgreichen Footballtrainer und einem noch erfolgreicheren Coach gelernt habe. Das Wort Doktor leitet sich vom lateinischen Wort für lehren ab, und damit sollten wir Ärzte unseren Lebensunterhalt verdienen. Wir sollten unsere Rolle als „Coach" für unsere Patienten nicht vergessen.

Ich habe festgestellt, dass es vor allem in den Fällen, in denen die Diagnose der Parkinson-Krankheit ein Familienmitglied oder einen Betroffenen besonders niederzuschmettern scheint, hilfreich sein kann, die Unterschiede zwischen den o.g. Diagnosen zu erläutern.. Zu viele Menschen unterschätzen den Wert der Lehre und vergessen oft, dass es viele Gelegenheiten gibt, anderen etwas beizubringen. John F. Kennedy forderte Amerika auf: „Wir sollten Bildung als Mittel ansehen, unserer größten Fähigkeiten zu entwickeln, denn jeder einzelne von uns hat eine private Hoffnung und einen Traum, dessen Erfüllung uns allen nützen und unsere ganzen Nation stärken kann."

Parkinson ist nicht Alzheimer

Dass die Mehrheit der Menschen weltweit glaubt, dass die Parkinson-Krankheit eine Form der Alzheimer-Krankheit ist, zeigt sehr gut, dass wir Mediziner nicht genug getan haben, dieses Missverständnis aufzuklären, und das finde ich beunruhigend. Es spielt keine Rolle, ob ich in Sioux Falls (South Dakota), Buenos Aires, London, Istanbul, Peking, Tokio oder bei anderen Patienten- oder Forschungsveranstaltungen einen Vortrag halte. Das Missverständnis, dass Parkinson so schlimm wie Alzheimer ist, existiert überall.

Eine genauere Betrachtung erklärt die Ursache dieses Missverständnisses. Beide Krankheiten sind degenerative Gehirnerkrankungen. Beide führen zum Tod von Gehirnzellen. Beide verändern das Erscheinungsbild und die Gesichtszüge. Beide haben offensichtliche und gravierende Auswirkungen auf Familien, aber auch auf die Gesellschaft. Beide führen zu einem Verlust von Gehaltszahlungen und laufenden Gesundheitskosten in Milliardenhöhe für alle Steuerzahler. Letztendlich haben beide Krankheiten das Potenzial, Erinnerungen zu trüben und die Persönlichkeit zu verändern. Zahllose Male habe ich von einer Ehefrau gehört: „Er ist einfach nicht der Mann, den ich geheiratet habe". Angesichts der Ähnlichkeiten ist es verständlich, dass die Menschen Parkinson und Alzheimer gleichsetzen und sogar die gleichen Adjektive benutzen um sie zu beschreiben: verheerend, unheilbar und entwürdigend.

Vor dem Hintergrund der öffentlichen Wahrnehmung ist es daher wichtig, dass wir als Ärzte, Berater und Lehrer das Wissen darüber sicherstellen, dass die Parkinson-Krankheit nicht die Alzheimer-Krankheit ist. Den Familien, die Unterschiede zu erklären, wird ihnen den Rücken stärken und hoffnungsvollere Gedanken entstehen lassen.

Es ist wichtig, dass die Betroffenen und ihre Familien verstehen, dass Parkinson nicht dasselbe wie Alzheimer ist. Ein direkter Vergleich zwischen den beiden Erkrankungen offenbart gravierende und wichtige Unterschiede bei den Krankheits-symptomen und dem

Verlauf. Die Untersuchung entsprechender Hirngewebe hat uns ermöglicht, die Unterschiede zwischen den neurodegenerativen Erkrankungen zu verstehen. Das Gehirn selbst kann uns klar zeigen, dass alle drei Krankheiten (Alzheimer, ALS und Schlaganfall/Hirntumoren), die häufig mit der Parkinson-Krankheit verwechselt werden, verschiedene Entitäten sind.

Die Alzheimer-Krankheit ist eine neurodegenerative Erkrankung, es sterben also Zellen im Gehirn. Die Erkrankung kann zu Gedächtnisverlust, Verwirrtheit, Halluzinationen, Verhaltensstörungen und Schwierigkeiten beim Denken führen. Ein kleiner Prozentsatz der Patienten entwickelt ähnliche Symptome wie beim Parkinson: Muskelsteifheit, Verlangsamung, Zittern, Gangstörungen. Wenn sich diese Symptome überschneiden, kann dies schnell zu einer Identitätskrise für die Patienten und die ganze Familien führen. In den seltenen Fällen, in denen die Ärzte Probleme haben, beide Erkrankungen zu unterscheiden, kann ein Neurologe mit spezieller Expertise in Bereich der Bewegungsstörungen die Erkrankungen entweder klinisch unterscheiden oder er veranlasst eine spezielle Bildgebung, eine sogenannte Positronen-Emissions-Tomographie (PET), für die endgültige Differenzierung.

Häufige motorische (d.h. die Bewegungen beeinflussende) Symptome der Parkinson-Krankheit sind:
- Zittern (Tremor, in 20 Prozent der Fälle nicht vorhanden)
- Steifigkeit (Rigor)
- Langsamkeit (Bradykinese)
- Gang- und Gleichgewichtsstörungen
- Kleine Handschrift (Mikrographie)

Häufige nicht-motorische Symptome der Parkinson-Krankheit sind:
- Depressionen, Angst und Stimmungsstörungen (Störung des Gemütszustandes, affektive Störungen)
- Apathie
- Psychosen (Illusionen und Halluzinationen)
- Kognitive Funktionsstörungen (Probleme beim Denken)
- Autonome Funktionsstörungen (niedriger Blutdruck beim Stehen, Magen-Darm-Probleme, Verstopfung, Schwitzen, Probleme beim Wasserlassen, sexuelle Funktionsstörungen)

- Schlafstörungen

Im Laufe der Jahre haben einige meiner Lieblings-Patienten Alzheimer entwickelt. Jim, ein großer, hagerer Universitätsprofessor, war einer von ihnen. Wir teilten die Liebe zu Geschichte, Politikwissenschaft und den Geisteswissenschaften und wir schwelgten oft in Erinnerungen an gemeinsam gelesene Bücher. Wir sprachen über Vergangenes und ich half Jim, wenn er nicht die richtigen Worte fand, um seine Sätze zu beenden. Schritt für Schritt aber verlor Jim all seine Erinnerungen für alles kurz zurückliegende, und manchmal ging er sogar auf dem Weg zu einem Gesprächstermin verloren. Wenn ich Jims Zimmer nur kurz verließ und sofort wieder hineinging, war es, als hätte jemand scherzhaft die Restart-Taste auf seiner Festplatte gedrückt. „Eben" schien geradezu zu verdampfen. Dies ist das Szenario, das sich im Laufe eines einzigen Tages bei mehr als fünf Millionen Familien in den Vereinigten Staaten immer wieder wiederholt, und meine Erfahrungen mit Jim haben mir einen wichtigen Einblick in die Frustration und den Kummer verschafft, die Familien im Kampf gegen Alzheimer plagen. Ehepartner und Familien verfügen über jahrzehntelang gespeicherte Erinnerungen und gemeinsame Geschichten und mit einem Schlag, es fühlt sich wie ein unendlicher Sarkasmus an, fühlen sie sich selbst verloren. Sie leiden als Betreuungspersonen unter Überlastungssymptomen und werden alleine gelassen mit Fragen wie: „Ist das Papa?" oder „Ist dies noch der Mann, den ich geheiratet habe?". Dieses stereotype Muster aus Gedächtnisverlust, Wortfindungsstörungen und Orientierungslosigkeit tritt bei Parkinson-Patienten normalerweise nicht auf und stellt damit einen entscheidenden Unterschied zwischen den beiden Krankheiten dar. Dies ist ein wichtiges Kriterium. Als Arzt und Berater müssen wir sicher sein, dass unsere Patienten und ihre Familien diesen entscheidenden Unterschied zwischen den beiden Krankheiten verstehen.

Die Alzheimer-Krankheit geht mit Ablagerungen des sogenannten Tau-Proteins im Gehirn einher. Färbt man das Hirngewebe mit einem braunen Tau-Anfärbungsreagenz zeigen sich sog. Plaques und Fibrillen, die die Alzheimer-Krankheit pathologisch abgrenzen und definieren.

Im klaren Gegensatz dazu geht die Parkinson-Krankheit mit der Ablagerung eines anderen Proteins einher, welches von Wissenschaftlern und Klinikern als alpha-Synuclein bezeichnet wird. Im Jahr 1912 entdeckte Friedrich Lewy, ein in Berlin geborener Pathologe, der später in den Vereinigten Staaten praktizierte, sonderbare Ansammlungen im Gehirn. Diese Ansammlungen sind als Proteinablagerungen identifiziert worden und es konnte nachgewiesen werden, dass sie eng mit der Parkinson-Krankheit in Verbindung stehen. Die von Lewy beobachteten Ablagerungen wurden allgemein als wichtige Ursache in der Krankheitsentstehung angesehen. Sie wurden Lewy zu Ehren nach ihm benannt und heißen jetzt Lewy-Körper [6, 7].

Ich empfand es schon immer befremdlich, wie im medizinischen Gebiet der Wettlauf um große Entdeckung abläuft, um dann eine schreckliche Krankheit zu Ehren des „Entdeckers" zu benennen. Aus meiner Sicht würde es mehr Sinn machen, Behandlungen nach ihren Entdecker zu benennen, daher würde ich mich weigern, wenn jemand vorschlagen würde, eine Krankheit oder ein Krankheitsprotein nach mir zu benennen.

Ich erzähle Friedrich Lewys Geschichte um zu betonen, dass wir die Verpflichtung haben, Patienten und Familien die Grundlagen von degenerativen Erkrankungen und die Unterschiede zwischen ihnen zu erklären. Ein tieferes Verständnis für und Vertrautheit mit diesen Sachverhalten hilft, Hoffnung zu fördern.

Ein weiterer Beweis für den Unterschied zwischen der Parkinson- und Alzheimer-Krankheit sind die verschiedenen Hirnregionen, die durch die Erkrankungen angegriffen werden. Die meisten Menschen verstehen, dass die verschiedenen Hirnregionen wichtig sind, um zu bestimmen, welche Symptome eine Krankheit zeigt. Nach seinem Tod wurde das Gehirn Albert Einsteins eingehend untersucht und seziert, um Besonderheiten festzustellen und sein Genie zu erklären. Es zeigte sich, dass die Bereiche des Gehirns, die für das räumliche Gedächtnis und mathematische Fähigkeiten zuständig sind, bei ihm größer waren als erwartet, und dies könnte zumindest einen Teil seiner geradezu übermenschlichen Fähigkeiten erklären. Einstein brachten die Veränderungen in bestimmten Regionen seines Gehirn „besondere Eigenschaften" oder Verbesserungen ein [8]. Krankheiten stören aber in der Regel das Funktionieren einer oder mehrerer Hirnregionen. Dies ist der Hauptgrund, warum der Neurologe Augenbewegungen, Gesichtszüge, die geistigen Fähigkeiten, Kraft und Reflexe prüft und dann ein Defizit in einer oder mehreren Hirnregionen lokalisieren kann. Bei der Alzheimer-Erkrankung ist die hauptsächlich und zuerst betroffene Hirnregion die, die für das Gedächtnis zuständig ist, während bei der Parkinson-Krankheit hauptsächlich oder als erstes die Hirnareale beeinträchtigt werden, die wichtig für das Geruchsempfinden, den Schlaf und die Verdauung sind. Wenn man die Krankheitszeichen kennt, und weiß, dass jedes auf eine bestimmte Hirnregionen zurückzuführen ist, können Patienten und ihre Familien verstehen, warum bestimmte Krankheiten mit bestimmten Mustern an Beschwerden einhergehen und sich daher durch spezifische Symptomen auszeichnen.

Wenn die Parkinson-Erkrankung beginnt, breiten sich abnormale Proteine aus tieferen Regionen des Hirnstamms in höhergelegene Regionen oder Hirnarealen aus, die man kortikale Regionen nennt. Bei ihrer Ausbreitung stören die Proteine viele motorische und nicht-motorische Schaltkreise im Gehirn und führen zu wichtigen und oft sichtbaren Krankheitszeichen.

Einige Wissenschaftler wie der Nobelpreisträger Stanley Prusiner glauben, dass die Ausbreitung von Parkinson im Gehirn Infektionserreger nachahmt. Prusiner ist berühmt für seine Entdeckung von Proteinen im Gehirn namens Prionen. Diese Proteine können im pathologischen Zustand zu einer rasch fortschreitenden Demenz führen, die man als Rinderwahnsinn oder Creutzfeldt-Jakob-Krankheit kennt (ironischerweise natürlich wieder nach den beiden Neurowissenschaftlern benannt, die die Krankheit ursprünglich beschrieben haben). Jahrelang wollte niemand Stans Daten Glauben schenken. Seine Kollegen, Freunde und die „National Institutes of Health" (NIH) kehrten ihm alle den Rücken zu und viele lachten sogar über seine Krankheitstheorie. Am Ende hatte Prusiner recht mit den Prion-Proteinen. Zudem hat er vor kurzem die Aufmerksamkeit auf sich gezogen mit seiner Vorstellung, dass Proteine wandern (migrieren) können und sich so wie Infektionen im Gehirn ausbreiten. Diese Eigenschaft von Proteinen bietet eine faszinierende Erklärung dafür, wie sich Krankheiten innerhalb des Hirngewebes ausbreiten [9].

Ist es plausibel, dass die Gehirnproteine, die die Parkinson-Krankheit verursachen, wirklich wie eine Infektion zu verstehen sind? Wie sich herausstellte, haben viele an neurodegenerativen Erkrankungen interessierte Wissenschaftler bereits lange bevor Prusiner seine Theorie verbreitete angenommen, dass Fehler in Proteinverarbeitung eine wichtige Rolle spielen könnten. Interessanterweise entdeckten mehrere dieser Wissenschaftler eine einzigartige Reaktion. Wenn gesunde Dopamin-Zellen in das menschliche an Parkinson erkrankte Gehirn transplantiert wurden, kam es in diesen Zellen ebenfalls zu Ablagerungen der Parkinson-Proteine. Obwohl es heute klar ist, dass sich diese schädlichen Proteine im Gehirn verbreiten, bedeutet dies aber nicht, dass die Parkinson-Krankheit durch eine Infektion verursacht wird. Die genauen Gründe für das Verhalten dieser schädlichen Proteine wie auch ihre genaue Funktion bleiben immer noch ein Geheimnis.

Nach den ersten Monaten und Jahren der Hirndegeneration beginnen sich die Lewy-Körperchen heimtückisch aus den tiefen Hirnregionen schleichend in Bereiche auszubreiten, die einerseits für motorische (Zittern, Muskelsteifigkeit, Verlangsamung) aber auch für nicht-motorische Aufgaben (Depressionen, Angstzustände, Apathie, sexuelle Funktionsstörungen, Gedächtnis, Denken) zuständig sind. Patienten mit neurologischen Erkrankungen und ihre Familien müssen wissen, dass es im Gebäude Gehirn nichts Wichtigeres gibt als „den Ort, den Ort und den Ort". Der Ort der Schädigung bestimmt die Symptome.

Im Gegensatz zur Parkinson-Krankheit haben Alzheimer-Patienten früh einsetzende Denk- und Gedächtnisstörungen. Bei der Parkinson-Krankheit sind kognitive Symptome (d.h. Denkstörungen) milder und treten normalerweise erst nach vielen Jahren auf. Wissenschaftler glauben, dass der Grund für das verzögerte Auftreten der Denk- und Gedächtnisstörungen bei Parkinson darin liegt, dass es Zeit braucht, bis sich die Degeneration aus den tieferen Schaltkreisen im Gehirn zu den „höheren" Bereichen, die für das

Denken und Verhalten zuständig sind, ausbreitet [10, 11, 12]. Folgendes Zitat von George Bernard Shaw drückt aus, dass die meisten Veränderungen bei Alzheimer und Parkinson auch schon alleine im Rahmen des normalen Alterungsprozess entstehen: „Früher oder später betrifft es jeden, vorausgesetzt man wird alt genug".

Die aktuellen Behandlungsmöglichkeiten der Alzheimer-Krankheit umfassen die Betreuung durch ein multi-/interdisziplinäres Team, Cholinesterase-Inhibitoren (Medikamente, die die Ausschüttung des Botenstoffes Acetylcholin, der das Gedächtnis verbessert, anregen), Memantin (ein Medikament, welches die Ausschüttung von Glutamat steigert, das für das Lernen und Denken wichtig ist) sowie Schulungen und Verhaltenstraining für die betroffenen Patienten und deren Familien. Die verfügbaren Medikamente und Behandlungsansätze haben bei der Alzheimer-Krankheit in den meisten Fällen leider nur geringe Effekte und die positiven Auswirkungen auf das Gedächtnis schwinden in der Regel schnell wieder.

Im Vergleich dazu ist die Behandlung der Parkinson-Krankheit in der Regel viel effektiver. Der Ersatz des sogenannten Dopamins kann geradezu ein „Erwachen" bewirken. Darüber hinaus ermöglichen heutzutage viele andere medikamentöse Behandlungsmöglichkeiten dem Parkinson-Patienten, über viele Jahre ein erfülltes und sinngebendes Leben zu führen, bevor relevante motorische oder nicht-motorische Beeinträchtigungen auftreten. Diese Jahre geben Hoffnung, Wesentliches und Bedeutsames im Leben erreichen zu können.

Unterscheidung zwischen Parkinson und ALS
Auch wenn die ALS (Amyotrophe Lateralsklerose oder Lou-Gehrig-Krankheit) in der Allgemeinbevölkerung häufig mit Parkinson verwechselt wird, können diese beiden Krankheiten doch leicht unterschieden werden, wenn die Patienten und deren Familien die richtigen Informationen haben. ALS resultiert aus dem Verlust von Nervenzellen in einer Region des Rückenmarks, die Vorderhorn genannt wird. Bei dieser Erkrankung gehen Zellen

unwiederbringlich verloren und die Betroffenen können nicht mehr ausreichend mit den Muskeln ihres Körpers kommunizieren. Dieser Zustand kann zu Muskelzuckungen, Muskelabbau und Muskelschwäche führen. Sind die Muskeln im Bereich des Rachens und der Brust beteiligt, kommt es zu Beeinträchtigungen des Sprechens, Schluckens und der Atmung. Etwa 10 Prozent der Fälle sind genetisch bedingt, und die meisten Patienten haben nur eine sehr kurze Erkrankungsdauer von Diagnosestellung bis zum Tod (zwei bis fünf Jahre).

Viele glauben, dass die ALS typischerweise so wie bei Stephen Hawking, dem berühmten englischen Physiker, verläuft. In Wirklichkeit aber ist Stephan Hawkings Verlauf eine Ausnahme und den Patienten muss bewusst sein, dass ALS im Gegensatz zu Parkinson eine rasch fortschreitende und ganz anders geartete degenerative Erkrankung ist. ALS hat seine eigenen spezifischen Eiweiß-Ablagerungen, die als Lewy-Körper-ähnlich bezeichnet werden [13].

In den USA war Lou Gehrig als „Das eiserne Pferd" des Baseballs bekannt, bis Cal Ripken Jr. 1995 seinen Rekord brach. Gehrig spielte in den meisten aufeinanderfolgenden Spielen (2130) in der Baseball-Geschichte. Seine Erfolgsserie wurde erst von seiner Krankheit unterbrochen, als er aus eigenen Stücken zurücktrat, weil er fühlte, dass ihn die Kraft seiner Arme und Beine verlassen hatte. Im Jahr 1939, am „Lou Gehrig Ehrentag", verkündete er in einer berühmten Rede, dass er der „glücklichste Mann der Erde" sei. Gehrig starb 1941. Es ist für die Patienten wichtig zu verstehen, dass die Parkinson-Krankheit etwas ganz anderes als die rasch fortschreitende, zum Muskelabbau führende Erkrankung ist, die selbst „Das Eiserne Pferd" des Baseballs besiegte.

Unterscheidung zwischen der Parkinson-Krankheit und einem Schlaganfall oder Hirntumor
Manchmal stellen sich Parkinson-Patienten mit ausgeprägter Hypochondrie und Angst vor. Lange wurde das als Anzeichen für „Stress" angesehen, mittlerweile wissen wir aber, dass Angst und Hypochondrie im Rahmen des degenerativen Krankheitsprozesses im Gehirn entstehen. Die Angst, in Wirklichkeit an einem

Schlaganfall oder Hirntumor zu leiden, kann sich störend auf die Behandlung und deren Ergebnisse auswirken. Bei allzu ängstlichen Patienten kann man in seltenen Fällen eine Computertomographie des Gehirns veranlassen, um diese Befürchtungen auszuschließen.

Glücklicherweise sind die Unterschiede zwischen Parkinson und einem Schlaganfall oder einem Hirntumor relativ einfach zu erklären. Eines der ersten Zeichen der Parkinson-Krankheit kann sein, dass ein Arm beim Gehen nicht mehr richtig mitschwingt. Es ist nicht ungewöhnlich, dass dieses Erstsymptom bereits zu einem Anruf, einer E-Mail oder einer persönlichen Vorstellung bei uns führt. Oft hatten diese Patienten bereits ein Hirn-MRT bekommen, das weder einen Schlaganfall noch einen Hirntumor zeigte und damit die veranlassenden Ärzte verwirrt hatte.

Woodrow Wilson, der ehemalige Rektor der Princeton Universität und 28. Präsident der Vereinigten Staaten, war maßgeblich an der Umgestaltung der Staaten und Königreiche zu friedlichen Staatenbündnisse nach dem 1. Weltkrieg im Jahr 1919 beteiligt, wofür er später den Friedensnobelpreis gewann. Allerdings war 1919 kein gutes Jahr für ihn, denn er brach nach einer erbitterten Debatte mit Henry Cabot Lodge über den Beitritt zum Völkerbund zusammen. Aufgrund der verheerenden Folgen seines Schlaganfalls, der zu einer rechtsseitigen Halbseitenlähmung, einer teilweisen Erblindung und Problemen beim Denken geführt hatte, verschwand er weitestgehend aus der Öffentlichkeit. Seine Behinderung wurde vor der Öffentlichkeit über fast fünf Jahre geheim gehalten, und obwohl er einige Fähigkeiten teilweise wiedererlangte, kehrte viel von dem, was verloren gegangen war, nie wieder zurück [14].

Bei Schlaganfällen sterben Hirnregionen ab, wenn sie nicht ausreichend mit Sauerstoff versorgt werden. Der größte und wichtigste Unterschied zwischen einem Schlaganfall und der Parkinson-Krankheit ist die Tatsache, dass ein Schlaganfall in der Regel nicht progressiv ist, also die Ausfälle nicht noch schlimmer werden. Schlaganfälle betreffen in der Regel eine bestimmte Hirnregion. Letztendlich führt die Parkinson-Krankheit im Gegensatz zu Schlaganfällen nicht zu Lähmungen oder dem, was man als Hemiplegie (Lähmung einer gesamten Körperhälfte) bezeichnet.

In ähnlicher Weise befällt ein Hirntumor eine spezifische Region, aber im Gegensatz zu einem Schlaganfall entsteht die Behinderung in der Regel nicht plötzlich und sie verschlechtert sich im Verlauf der Erkrankung. Das Fortschreiten der Behinderung kann zwar vergleichbar wie bei der Parkinson-Krankheit ablaufen, aber es gibt viele eklatante Unterschiede zwischen Hirntumoren und der Parkinson-Krankheit.

Hirntumoren sind Ansammlungen von abnormalen Zellen, die sich unentwegt teilen und ausbreiten, bis sie zerstörende Geschwülste im Schädel bilden. Diese Knoten können von einer Hirnschwellung begleitet sein und drücken auf das umliegende Hirngewebe oder stören seine normale Funktion. In einfachen Worten: Die Regionen des Gehirns, die von einem Gehirntumor betroffen sind, bestimmen in der Regel direkt die Symptome. Ein guter Neurologe kann die betroffenen Regionen anhand der Schilderung der Beschwerden durch den Patienten und seiner Familie eingrenzen.

Hirntumoren
Im Jahre 1937 beauftragte Präsident Franklin Roosevelt seine Mitarbeiter, sofort den Aufenthaltsort von Harvey Cushing, dem damals bekanntesten Neurochirurgen der Welt, herauszufinden. Es handelte sich um einen nationalen Notstand. Das damalige amerikanische Musikidol, George Gershwin, lag mit schwerer Hirnschwellung in einem kalifornischen Krankenhaus und Roosevelt war informiert worden, dass Gershwin bald sterben könnte. Als Roosevelts Mitarbeiter den weltberühmten Neurochirurgen Harvey Cushing, der sich damals bereits aus dem Berufsleben zurückgezogen hatte, ausfindig gemacht hatten, empfahl dieser Walter Dandy hinzuziehen, der sich im Urlaub auf einer Yacht in der Chesapeake Bay aufhielt. Da sie ihn nicht anrufen konnten, wurde Dandy von der Küstenwache von seinem Boot abgeholt, aber leider war es bereits zu spät für Gershwin. Dr. Eugene Ziskind im Cedars Lebanon Krankenhaus in Los Angeles führte noch eine Notoperation durch, aber Gershwin überlebte diese nicht.

Gershwin hatte im Verlauf des vorherigen Jahres Kopfschmerzen entwickelt und geklagt, dass er ständig „Müll riechen" würde. Wie damals bei solchen Beschwerden nicht ungewöhnlich, landete er in einer psychiatrischen Klinik. Seine Apathie und sein Verhalten verwirrten die Ärzte und führten zu einer Verzögerung der Diagnose. Gershwins Problem war ein unkontrolliert wachsender Tumor, der auf die Geruchszentren im Gehirn drückte und epileptische Anfälle verursachte, was zu eigentümlichen Verhaltensweisen führte. Die Schwellung führte schließlich zu Lähmungen, ungleich-großen Pupillen und letztlich zum Tode [15, 16].

Für Parkinson-Patienten ist es wichtig, Geschichten wie die Gershwins zu kennen und zu verstehen, dass die Art der Symptome und das schnelle Fortschreiten der Erkrankung nicht mit einer Parkinson-Krankheit vereinbar sind.

Die Krankheitsgeschichten berühmter Personen wie Lou Gehrig mit ALS oder des Präsident Woodrow Wilson mit einem Schlaganfall, können helfen, die Unterschiede zwischen diesen Erkrankungen und der Parkinson-Krankheit zu illustrieren.

Tatsächlich haben Hirntumore uns geholfen, die Parkinson-Krankheit besser zu verstehen. Im Jahr 1893 beschrieben Paul Blocq und Georges Marinesco den Fall eines Tumors in der Region des Gehirns, in der das Dopamin produziert wird, in der sogenannten Substantia nigra. Die beiden Ärzte beschrieben einen Patienten, der einen Tremor entwickelt hatte, was auf eine Parkinson-Krankheit schließen lies. Der Tumor hatte auf eine entscheidende Region des Gehirns gedrückt und schließlich zu Parkinson-Symptomen geführt, aber nicht tatsächlich die Parkinson-Krankheit verursacht [17].

Solche Tumoren sind sehr selten. Wenn sie auftreten, sind die Symptome nur auf einer Seite des Körpers, und die Patienten entwickeln fast immer eine richtige muskuläre Schwäche oder Lähmung. Schwäche und Lähmung sind nicht die Symptome einer Parkinson-Krankheit. Beim Parkinson kommt es zu einer langsamen Degeneration von motorischen und nichtmotorischen Verbindungen, die auf beiden Seiten des Gehirns abläuft. Darüber hinaus erfasst die Degeneration auch andere Hirnregionen und Schaltkreise im Gehirn.

Die Geschichte der Parkinson-Krankheit

Die Parkinson-Krankheit, irrtümlich als Paralysis agitans (Lateinisch: Schüttellähmung) bezeichnet, wurde schon im indischen medizinischen System des Ayurveda (benannt als Kampavata) beschrieben und bereits von Galen (175 A.D.) als „Schüttellähmung" bezeichnet. Die vielleicht bekannteste Referenz findet sich allerdings in einem Werk von Shakespeare versteckt, der in „Henry VI" schrieb: „Warum zitterst Du, Mann?" Die Person in der Geschichte antwortete: „Die Lähmung und nicht die Angst veranlasst mich dazu." Die Verwendung der Bezeichnung Parkinson-Krankheit ging im Wesentlichen auf den höchst einflussreichen französischen Neurologen des 19. Jahrhunderts Jean-Martin Charcot zurück, obwohl darauf hinzuweisen ist, dass die Krankheit bereits vor James Parkinson vielfach beschrieben worden war. James Parkinson (1755-1824), ein Londoner und Sohn eines Apothekers, wurde in Anerkennung seiner Abhandlung über die Schüttellähmung aus dem Jahre 1817 zum Namensgeber der Erkrankung. Seine Beschreibungen enthalten sechs Fälle, von denen er nur drei tatsächlich untersucht hatte (mit zweien hatte er sich auf der Straße unterhalten und einen hatte er einfach nur beobachtet). Eine der spannendsten und beeindruckendsten Tatsachen bezüglich James Parkinson ist, dass er kein Neurologe, sondern ein einfühlsamer und aufmerksamer Hausarzt war [18].

Parkinson-Krankheit: Die Grundlagen

Es gibt viele mögliche Symptome und Anzeichen, die als Frühzeichen die Diagnose der Parkinson-Krankheit unterstützen können. Es wird geschätzt, dass man etwa 60 Prozent (oder mehr) der Dopamin-produzierenden Zellen im Gehirn (in ihrer Gesamtheit bezeichnet als Substantia nigra, lateinisch: Schwarze Substanz) verlieren muss, bevor spürbare Veränderungen erkannt werden. Dieser Zellverlust beginnt bereits lange vor den Symptomen. Dieser Schwellenwert an prozentualem Zellverlust muss überschritten werden, damit überhaupt Symptome auftreten, und diese Situation kann mit einem Nierenversagen verglichen werden. Wenn die Ausscheidungsfunktion einer Niere abzunehmen beginnt, sind bereits mindestens 75 Prozent ihrer Zellen abgestorben und diese können nicht wieder ersetzt werden. Frustrierend für die Patienten mit Nierenversagen ist die Tatsache, dass ihre Routinelabortests bis zu diesem Zeitpunkt immer normal waren. Ebenso wie bei der Parkinson-Krankheit gibt es einen Schwellenwert von Zellen, die untergegangen sein müssen, bevor sich Symptome manifestieren.

Dieses Phänomen hat Wissenschaftler dazu bewegt, nach präsymptomatischen Screening-Tests zu suchen, die die Parkinson-Krankheit bereits vor dem Verlust einer so großen Anzahl von Gehirnzellen erkennen können. Die präsymptomatische Forschung konzentriert sich dabei auf Gebiete wie Geruchstests, Verstopfung, Untersuchungen der Denkleistung, Schlafstörungen (Bewegungen im Schlaf), bildgebende Verfahren und Bluttests. Derzeit gibt es noch keine verlässlichen Biomarker für die Parkinson-Krankheit, mit Ausnahme einer kleinen Zahl von Familien, die eine genetische Mutation tragen. Wenn es Wissenschaftlern gelingen sollte, Therapien zu entwickeln, die das Fortschreiten der Symptome verzögern, wird die Früherkennung eine Grundvoraussetzung für eine frühe Behandlung sein.

Manchmal sind die Zeichen der Parkinson-Krankheit offensichtlich, wie bei einem ins Auge springenden Ruhetremor. Doch meist sind die Symptome subtil und ein Allgemeinmediziner wird sie nicht immer sofort mit einer Parkinson-Krankheit assoziieren. (z.B. verkleinerte Handschrift - Mikrographie genannt, Schulterschmerzen oder ein verminderter Armschwung). Als am einfachsten zu erkennen werden die üblichen motorischen Symptome (Zittern, Muskelsteifheit, Verlangsamung) angesehen, die typischerweise auf einer Seite des Körpers betont auftreten. Die Gründe, warum die Parkinson-Krankheit auf einer Seite des Körpers schlimmer auftritt als auf der anderen Körperseite (asymmetrische Symptome), bleibt eines der großen Geheimnisse dieser Erkrankung [19]. Oft sage ich im Scherz zu meinem Studenten, dass sie einen Flug nach Stockholm in Schweden buchen und mit dem Schreiben ihrer Nobelpreisrede beginnen könnten, wenn Sie später einmal herausfinden, warum die Parkinson-Krankheit eine asymmetrische Ausprägung besitzt.

Das medikamentöse Erwachen

Vor Beginn der medikamentösen Behandlungsmöglichkeiten wurden Parkinson-Patienten in Heimen untergebracht, weil sie steif und geradezu eingefroren waren. Wenn heute alle Parkinson-Patienten in Pflegeheimen untergebracht werden müssten, würde dies das staatliche Krankenversicherungssystem sprengen, da es allein in den Vereinigten Staaten zwischen 1 und 1,5 Millionen Patienten gibt.

Die damals in Heimen untergebrachten Patienten wurden gebeten, Handtücher zu falten oder den Kurvenwagen für die Ärzte zu schieben, während sie ihre täglichen Visiten gingen. Ironischerweise sollte sich später zeigen, dass gerade körperliche Betätigung als ein Behandlungsansatz sehr, sehr wichtig ist. Diese Erkenntnis zählt nun Jahrzehnte später zu einem der wichtigen „Geheimnisse" für ein zufriedeneres Leben mit der Krankheit.

Das Aufkommen der Dopamin-Ersatztherapie (Levodopa-/L-Dopa-Therapie) brachte die große Wende im Jahre 1961. Wie in dem Film „Awakenings" aus dem Jahr 1990 dargestellt, wachten die Patienten geradezu auf und verwandelten sich von leblosen Statuen in voll funktionsfähige Menschen. Im Laufe der weiteren Jahre hat sich schnell eine große Expertise im Hinblick auf eine medikamentöse, verhaltenstherapeutische und - glauben sie es oder nicht - eine chirurgische Therapie der Parkinson-Krankheit entwickelt. Mittlerweile gibt es mehr als ein Dutzend zugelassene Medikamente, verschiedenste verhaltenstherapeutische Herangehensweisen und mehrere schwer zu begreifende, aber in ihrer Wirkung geradezu revolutionäre Operationsverfahren. In vielerlei Hinsicht sind die Behandlungsmöglichkeiten der Parkinson-Krankheit damit denen vieler anderer neurologischer Erkrankungen deutlich voraus.

Der "Aha"-Moment und die Parkinson-Krankheit
Patienten und Familien, die in der Erwartung eines diagnostischen „Aha"-Moments basierend auf einem „Millionen-Euro-Diagnostikprogramm" einschließlich Blutuntersuchungen und teurer bildgebender Verfahren, zum Arzt gehen, werden zwangsläufig enttäuscht sein. Es gibt keine zuverlässigen Bluttest für die Diagnose der Parkinson-Krankheit und eine einfache Kernspintomographie des Gehirns weist üblicherweise einen Normalbefund auf. Der Goldstandard für die Diagnose der Parkinson-Krankheit ist immer

noch eine sorgfältige neurologische Untersuchung durch einen erfahrenen und gut ausgebildeten Neurologen [19]. Der „Aha"-Moment bei der Diagnose der Parkinson-Krankheit für die Betroffenen und ihre Familien sollte in der Vermittlung der gut begründbare Zuversicht liegen, dass ihre Reise nicht vorbei ist, sondern noch viele produktive Jahre vor ihnen liegen.

Das erste Geheimnis eines glücklicheren Lebens mit der Parkinson-Krankheit ist einfach. Es besteht darin, zu verstehen und richtig einzuschätzen, was die Parkinson-Krankheit ist und was nicht. Dies bildet die entscheidende Grundlage für alles weitere. Wie Tony Dungy sagt, müssen Ärzte sich auch als Lehrer und Berater verstehen, deren Aufgabe es ist, den Patienten ein grundlegendes Verständnis über ihre Erkrankung zu vermitteln, das notwendig ist, um für viele weitere Jahre ein normales oder fast normales Leben zu führen.

Geheimnis Nr. 1: Lernen Sie die Zeichen kennen

* * *

Kapitel 2: Timing ist wichtig im Leben, bei der Parkinson-Krankheit ist es entscheidend

"The right thing at the wrong time is the wrong thing."
[Das Richtige zum falschen Zeitpunkt ist das Falsche.]
— Joshua Harris

Ob Sie sich einen Film im Kino ansehen, rennen, um einen Flug noch zu erwischen, oder angewiesen wurden, ein Antibiotikum für eine potenziell lebensbedrohliche Infektion einzunehmen, immer ist das Einhalten des richtigen Zeitpunktes („Timing") wichtig. Bei der Parkinson-Krankheit ist das Timing aber nicht nur wichtig, sondern es ist alles entscheidend!

Ann Graybiel am Massachusetts Institute of Technology (MIT) hat vor kurzem entdeckt, dass Gehirnzellen eine eingebaute Innere Uhr haben [20]. Ann hat unserem Forschungsgremium für die „National Parkinson Foundation" (NPF) seit vielen Jahren angehört und war eine große Verfechterin der Vorstellung, dass wir durch ein besseres Verständnis dieser Inneren Uhr von Gehirnzellen bessere Ansätze zur Rehabilitation und Behandlung entwickeln könnten.

Auch wenn die meisten Patienten unseres Zentrums für Bewegungsstörungen in Florida aus dem amerikanischen Mittelstand kommen, so haben wir aber auch immer wieder Manager großer Unternehmen, Prominente und Politiker als Patienten betreut. Aber auch der „normale" Parkinson-Patient ist belesen und kennt die neuesten Entwicklungen in der therapeutischen Arzneimittel- und Geräte-Pipeline, als ob es sich um die Ergebnistabellen beim Baseball oder Football handelt. Da Milliarden von Dollar von Großanlegern in Pharmaunternehmen investiert werden, berichtet das „Wall Street Journal" häufig über wichtige therapeutische Entwicklungen, manchmal sogar noch vor den großen medizinischen Fachzeitschriften. Natürlich ist es ein vorrangiges Ziel, die Heilung zu finden. Dieses Ziel mag unangebracht sein. Eines der Geheimnisse, um Hoffnung zu wecken und Glück zu erreichen, besteht nicht darin, darauf zu warten, durch das Ziehen an einem magischen Hebels geheilt zu werden. Die wahre Magie liegt darin, mit der richtigen Erwartung zum richtigen Zeitpunkt an dem Hebel ziehen.

Ich habe beeindruckt festgestellt, dass es keine Krankheit gibt, die der Parkinson-Krankheit wirklich ähnelt. Oliver Sacks schrieb das Buch „Awakenings" („Zeit des Erwachens") und Robin Williams spielte die Hauptrolle in dem gleichnamigen Film über Patienten, die die Parkinson-Krankheit in Folge einer der berühmten Influenza-Epidemien entwickelt hatten [21]. Diese Patienten lebten eingesperrt in Heimen, bis sie ein Medikament verabreicht bekamen, das eine Substanz namens Levodopa (=L-Dopa) enthielt. Die Patienten „wachten auf" wie aus einem Schlaf und konnten wieder am Leben teilnehmen. Sie konnten wieder laufen, sprechen, lachen und weinen. Sie wurden wieder von Ihren Familien besucht und holten sich das zurück, was sie über die lange Zeit Ihrer Erkrankungen verloren hatten.

Jedes Mal, wenn ich einen Parkinson-Patienten zum ersten Mal sehe, bitte ich ihn, dass er an diesem Tag kommt ohne seine Parkinson-Medikamente einzunehmen. Ich untersuche ihn dann sorgfältig und gebe anschließend L-Dopa, um dieses „Erwachen" auszulösen. Joe Friedman, ein prominenter Neurologe aus Providence (US-Bundesstaat Rhode Island) brachte mich dabei vor vielen Jahren darauf, auf das Gähnen zu achten. Dieses Gähnen geht oft dem „Erwachen" voraus. Obwohl ich dieses Phänomen bereits an die Tausende von Malen beobachtet habe, überkommt mich doch immer noch jedes Mal dieses Gefühl des Erstaunens und ich weiß wieder, warum ich diese Patienten so gerne betreue. Die Aufgabe, die ich jedem Medizinstudenten stelle, ist eine Krankheit zu nennen, bei der eine einzige Tablette einen Menschen komplett verändern kann, von einem neurologisch schwer beeinträchtigten Menschen zu geradezu normal, oft innerhalb von Minuten. Bis heute hat kein Student diese Frage sofort beantworten können.

Die erstarrten Drogenabhängigen
Im Jahr 1982 stellte sich George Carillo wegen plötzlich aufgetretener Beschwerden in einer kalifornischen Notaufnahmen vor, die letztlich alle der Parkinson-Krankheit entsprachen. Das Personal in der Notfallambulanzpersonal war verwirrt: Die

Parkinson-Krankheit ist eine chronische, langsam fortschreitende Erkrankung. Wie war es möglich, dass George Carillo nur wenige Stunden zuvor noch völlig normal gewesen sein soll? Und doch, bereits nach der ersten Gabe von L-Dopa „erwachte" er. Der Fall von George war aber nur der Anfang der Geschichte. Immer mehr plötzlich erstarrte Patienten stellten sich notfallmäßig mit der identischen Konstellation von Symptomen vor und allen konnte mit den L-Dopa-Tabletten geholfen werden.

Bill Langston, mittlerweile Direktor des Parkinson-Institutes in Sunnyvale, Kalifornien, war es der nach ausgiebigen Recherchen und Nachforschungen die verblüffende Erklärung, sozusagen das fehlende Puzzleteil, fand: Alle Patienten waren aus dem gleichen Drogenlabor mit einer Designer-Droge namens MPP+ „versorgt" worden. Dem Chemiker, der diese Charge hergestellt hatte, war ein kleiner, aber entscheidender Fehler unterlaufen, dessen Ergebnis es war, dass er am Ende MPTP anstelle MPP+ hergestellt hatte. MPTP ist eine Chemikalie, die für die dopaminproduzierenden Zellen der Substantia nigra tödlich ist. Heute ist weithin bekannt, dass MPTP Parkinson auslöst und dass die hierdurch ausgelösten Beschwerden durch L-Dopa aufgehoben werden [22].

Im ersten Moment würde man denken, dass dieser „MPTP-Fehler" tragisch und inakzeptabel war. Aber was würden Sie denken, wenn ich Ihnen sage, dass dieser einzelne, tragische Fehler mehr Parkinson-Forschern geholfen hat als jede andere Entdeckung seit der Entdeckung der L-Dopa-Therapie? Der erstarrte Drogenabhängige brachte Bill Langston dazu, ein durch MPTP-Toxin induziertes Krankheitsmodell zu entwickeln. Dieses Modell bildet die Parkinson-Erkrankung im Tiermodell aufs genauste nach. Das Modell ist eines der besten und am zuverlässigsten reproduzierbaren Krankheitsmodelle. Forscher auf der ganzen Welt haben das Modell von Langston verwendet, um viele Geheimnisse der Parkinson-Krankheit zu entschlüsseln. Diese ersten Fälle aus den kalifornischen Notaufnahmen sind als die "erstarrten Drogenabhängigen" bekannt geworden.

Die Bedeutung des Timings

Was Oliver Sacks nicht wusste, als er seinen Patienten L-Dopa gab und ein Erwachen auslöste, war, dass dieses als langfristige Behandlungsstrategie nicht wirksam sein würde. Eines der wichtigsten Geheimnisse der Parkinson-Krankheit ist, dass der genaue Einnahmezeitpunkt der Medikamente in vielen Fällen weitaus wichtiger als die Dosis selbst ist [19]. Der genaue Zeitpunkt der Medikamenteneinnahme muss im Laufe der Erkrankung immer wieder angepasst werden, weshalb die gut eingestellten Parkinson-Patienten immer in sehr engem Kontakt zu ihrem Arzt stehen. Der erfahrene Arzt bzw. das erfahrende medizinische Fachpersonal weiß, wie man das Einnahmeschema immer wieder so an den jeweiligen Bedarf anpasst, dass die Lebensqualität deutlich verbessert werden kann.

Im Laufe der Parkinson-Krankheit werden bis zu 80 Prozent aller Patienten einen Ruhetremor entwickeln und fast alle Muskelsteifheit, Verlangsamung und/oder Beschwerden beim Gehen bekommen. Nach fünf Jahren wird die Mehrheit der Patienten medikamentös bedingte „On-Off"-Schwankungen entwickelt haben. Dies bedeutet, dass die Wirkung einer Medikamenteneinnahme nachlässt, bevor die nächste Tablette eingenommen wird, oder es dauert zu lange bis die nächste Einnahme den Wirkspiegel wieder in einen wirksamen Bereich im Blut bzw. Gehirn ansteigen lässt.

Viele Patienten entwickeln auch tänzelnde Überbewegungen, Dyskinesien genannt, während andere plötzlich mitten im Gehen ohne einen erkennbaren Grund einfrieren, ausgelöst z.B. durch das Überqueren von Türschwellen oder bei engen Stellen. Die meisten Ärzte konzentrieren sich dann auf die Dosis der Medikamente, und viele werden - unabhängig von den genauen Symptomen - die Dosis reflexartig erhöhen. Man mag deren Überlegungen bzgl. der Dosissteigerung verstehen, insbesondere wenn man bedenkt, dass bei den meisten Krankheiten eine Dosiserhöhung erfolgt, sobald die Wirksamkeit der Medikamente nachlässt. Typische Beispiele hierfür spielen sich in der klinischen Medizin täglich ab: z.B. ein Epilepsiepatient mit einer Anfallshäufung oder ein Bluthochdruck-Patient mit erhöhten Blutdruckwerten. Bei der Parkinson-Krankheit kann eine plötzliche, unreflektierte Dosissteigerung jedoch dazu führen, dass der Patient aufgrund von unkontrollierbaren

Überbewegungen oder Halluzinationen in einer Notfallaufnahme landet oder stationär behandelt werden muss. Ehrlicherweise muss man zugeben, dass eine Erhöhung der Medikamentendosis manchmal tatsächlich die beste Veränderung ist. Der wichtige Punkt, den ich klarstellen möchte, ist aber, dass gerade bei der Parkinson-Krankheit das genaue Timing entscheidend ist, vor allem wenn die Krankheit fortschreitet.

Was Oliver Sacks später entdeckte, als er den Verlauf seiner ersten mit L-Dopa behandelten Patienten analysierte, war, dass die Erhöhung der Dosis immer nur zu einer kurzfristigen Besserung und langfristig zu vielen Nebenwirkungen geführt hatte [21]. Er musste erst erkennen, wie komplex die Parkinson-Krankheit und Parkinson-Syndrome sind, und dass das Timing der Medikamente und die Abständen zwischen den einzelnen Medikamentendosen individuell auf jeden Patienten angepasst und maßgeschneidert werden mussten. Er lernte auch, dass die Betreuung eines Parkinsonpatienten eine Lebensaufgabe war. Das Wissen um diese Lektionen aus dem Beginn der L-Dopa-Therapie sind heutzutage in den modernen, vielbeschäftigten medizinischen Praxen teilweise wieder verlorengegangen, aber dennoch sie sind heute immer noch genauso zutreffend, wie sie es vor mehr als vierzig Jahren waren.

Für den Patienten ist es entscheidend sich daran zu erinnern, was ich für eine Grundregel des Parkinson-Managements halte: Wenn die Dosierungen und die Dosierungsintervalle Ihrer Medikamente nicht dem individuellen Verlauf Ihrer Krankheit und deren Symptomausprägung angepasst werden, können Sie nicht optimal eingestellt werden.

Argumente für das richtige Medikamententiming
Es gibt weitere Beispiele, warum das Timing bei der Parkinson-Krankheit von solcher Bedeutung ist. Eines dieser Beispiele ist das häufige Rätsel, warum ein Bein plötzlich "einfriert" und sich dem Befehl, sich zu bewegen, komplett widersetzt. Das Gehirn sagt gehen, aber das Bein reagiert nicht. Wenn dieses Einfrieren genau in dem Moment auftritt, in dem man z.B. versucht, sich umzudrehen und in eine andere Richtung zu gehen, führt dies häufig zu einem Sturz [19].

Die "Tricks", mit denen viele Patienten ein Einfrieren überwinden, sind kreativ und faszinierend und sie verdeutlichen, dass die Parkinson-Krankheit eine "Krankheit des richtigen Timings" ist. Lautes Anzählen, Marschieren auf der Stelle, das Übersteigen eines Hindernisses wie z.B. der kleinen Schranke eines Antifreezingstockes oder auch nur der kleine rote Punkt eines Laser-Pointers auf dem Boden, können helfen, diese mysteriösen Episoden von Einfrierens (=Freezing) zu überwinden.

Wir behandelten einmal einen Rennfahrer mit Parkinson-Krankheit. Interessanterweise hatte er während der Bedienung seines Autos nie irgendwelche Probleme, aber er litt unter Freezing-Episoden in Menschenansammlungen wie beispielsweise in Flughäfen. Er entdeckte einen einfachen visuellen Stimulus (im Englischen: „Cue"), um seine Einfrier-Episoden zu durchbrechen. Er kaufte sich einen Laser-Pointer in einem Büroartikelmarkt und projizierte damit einen roten Punkt auf den Boden vor ihm. In dem er sich damit selbst das Startsignal gab, auf den roten Punkt zu treten, konnte er das Einfrieren überwinden. Später entwickelte ein Unternehmen ausgehend von dieser Entdeckung einen Rollator für Parkinson-Patienten mit einem eingebauten Laserpointer. Mir, wie den meisten praktizierenden Ärzten, fehlt ein derart leidenschaftlicher Geschäftssinn.

Colum McKinnon von der amerikanischen Northwestern Universität hat erforscht, warum Patienten mit Parkinson-Krankheit einfrieren. Er hat verschiedene Techniken entwickelt, um dieses Phänomen und auch andere behindernde Probleme, mit denen Parkinson-Patienten zu tun haben, zu behandeln. Er und seine Kollegen haben kürzlich entdeckt, dass das Erschrecken der Patienten durch laute Geräusche deren Einfrieren lösen und auch ihre Bewegungen verbessern kann. McKinnon hat in einer Serie wichtiger Experimente zudem beobachtet, dass das richtige Timing, so wie es schon Ann Graybiel propagiert hatte, den entscheidenden Faktor darstellt, um die Beweglichkeit zu verbessern. Er und sein Team haben Methoden entwickelt, Signale an das Gehirn zu senden und damit Patienten zu helfen, deren Leben zu verbessern [23, 24].

Das zweite Geheimnis, das Parkinson-Patienten hilft, Hoffnung zu schöpfen und einen Weg zu einem glücklicheren Leben zu finden, ist das richtige Timing. Bei dieser Erkrankung ist das Timing entscheidend für den Erfolg oder Misserfolg jeder Therapie.

Geheimnis Nr. 2: Timing ist wichtig im Leben, bei der Parkinson-Krankheit ist es entscheidend

* * *

"Is it a fact – or have I dreamt it – that, by means of electricity, the world of matter has become a great nerve, vibrating thousands of miles in a breathless point of time?"

[Ist es eine Tatsache - oder habe ich nur geträumt - dass mittels Elektrizität die Welt der Materie zu einem großen Nerv, vibrierenden Tausenden von Meilen in einem atemlosen Zeitpunkt geworden ist?]
— Nathaniel Hawthorne

Alim Benabid, ein versierter Arzt, war bis dato fast keinem außerhalb seines Fachgebietes bekannt. Von 1978 bis 2007 war er Professor für Neurochirurgie an der Joseph Fourier Universität in Grenoble, Frankreich. Zu seinen üblichen Aufgaben gehörte die Behandlung von Parkinson-Patienten mittels kleiner Läsionen in tiefen Regionen des Gehirns. Eines Tages hatte Benabid eine "Was wäre wenn"-Idee, die die Behandlung der Parkinson-Krankheit für immer verändern würde. Und noch wichtiger, er würde das Leben vieler Patienten durchgreifend und positiv beeinflussen.

Auf seinem OP-Tisch lag ein älterer Mann, der unter Schmerzen und Zittern litt. Benabid verwendete eine Technik, die als intraoperatives Mapping bezeichnet wurde, um routinemäßig eine detaillierte physiologische Hirnkarte bei diesem Patienten zu erstellen. Benabid überprüfe seine Karte mehrfach sehr sorgfältig, um die genaue Lokalisation des sogenannten "sweet spot", des idealen Zielpunktes für eine Läsion, zu bestätigen. Er wußte durch seine Tausenden von Stunden intraoperativer Erfahrung, dass der sweet spot exakt die Position im Gehirns war, deren Stimulation eine Linderung der Parkinsonsymptome bewirken würde. Ihm war auch klar, dass es bei Verfehlen dieser Stelle, sei es auch nur um wenige Millimeter, keine Beschwerdelinderung und vielleicht sogar schwere Nebenwirkungen geben würde.

Benabid schob eine lange Elektrodensonde mehrere Zentimeter unter die Hirnoberfläche. Anfangs waren die Ergebnisse wie erwartet: Das Zittern verschlechterte sich, wenn er über die Elektrode mit einer Reihe von sehr langsamen Impulsen stimulierte. Im Gegensatz dazu wurde es weniger, wenn er mit schnelleren Impulsen stimulierte. Was dann geschah, war der eigentliche Durchbruch. Anstatt ein Loch in das Gehirn zu brennen, entschied Benabid, das Vorgehen zu ändern. Bedenkt man die Zehntausende von Parkinson- und Tremor-Patienten, deren Leben durch diese Entscheidung für immer gravierend verändert wurde, kann man die Bedeutung dieses Augenblicks kaum überbewerten. Statt eines Erhitzens der Sondenspitze und damit Setzens einer kleinen Läsion tief im Inneren des Gehirns, zog er die Sonde zurück und platzierte an dieser Stelle etwas, was später als „Tiefe Hirnstimulations"-Elektrode bezeichnet werden sollte [25, 26, 27].

Bevor Benabid eine dauerhaft implantierbare „Tiefe Hirnstimulations"-Elektrode verwendete, um die Parkinson-Symptome zu behandeln, war die übliche Behandlung das Setzen einer Hirnläsion, um in einem außer Kontrolle geratenen Hirn-Kreislauf, der in einem Zustand abnormaler Schwingungen (Oszillationen) feststeckte, "die Störung zu stören".

Eine der erstaunlichsten Erkenntnisse über das menschliche Gehirn ist, dass seine normalen Funktionen durch rhythmische Schwingungen (Oszillationen) gesteuert werden, die immer wieder ununterbrochen ablaufen wie ein Top-Ten-Lied im Radio. Diese Schwingungen können sich verändern und sich dem Bedarf anpassen und steuern so verschiedene menschliche Verhaltensweisen. Wenn sich eine Schwingung aber krankhaft verändert, kann dies zu einem behindernden Tremor oder zu vielen anderen Symptomen der Parkinson-Krankheit führen.

An diesem Tag im OP-Saal entschied sich Alim Benabid, die Läsions-Sonde, die er zuvor hunderte von Malen verwendet hatte, durch einen Draht zu ersetzen, der vier Metall-Kontakte an der Spitze hatte. Diesen Draht, der später „Tiefe Hirnstimulations"-Elektrode genannt wurde, schloss er an eine externe Batteriequelle an. Benabid und seine neurologischen Kollegen konnten dieses

Gerät mittels eines kleinen uralten Kastens mit mehreren kleinen Tasten und archaisch anmutenden Schaltern programmieren. So einfach das System auch erschien, stellte es sich doch als sehr wirksam heraus und ermöglichte es Benabid, aus mehr als 12.000 möglichen Kombinationen die Einstellungen zu individualisieren. Im Gegensatz zur Läsions-Therapie bot dieser neue Ansatz Benabid und seinem Team eine auf den individuellen Patienten anpassbare medizinische Lösung, um viele der behindernden Symptome der Parkinson-Krankheit und den Tremors zu behandeln [25, 26, 27].

Und Benabids Ansatz hat noch einen weiteren, langfristigen Nutzen. Patienten, die in der Hoffnung auf zukünftige Therapiemöglichkeiten wie z.B. eine Stammzell- oder Gentherapie oder sogar auf eine Methode zur Heilung warteten, kamen trotzdem für eine Operation in Frage, da die „Tiefe Hirnstimulation" (THS) vollständig reversibel ist. Das ganze System kann in einer kleinen Operation von wenigen Minuten wieder entnommen werden. Aufgrund der überzeugenden und unbestreitbaren Vorteile dieser Operation würde es in den nächsten zwei Jahrzehnten nach Einführung der THS allerdings nur selten vorkommen, dass ein Patient die Entfernung seines THS-Gerätes fordern würde.

Tiefe Hirnstimulation (THS): Eine Technologie erweitert ihre Einsatzgebiete
Mit dem Fortschritt der Technologie hat der Begriff „Tiefe Hirnstimulation" seine Schärfe verloren, da die Idee der elektrischen Stimulation zur Entwicklung eines komplett neuen Einsatzbereiches geführt hat, der manchmal unter dem Begriff "Neuromodulation" zusammengefasst wird. Der Grund weshalb der Begriff THS ungenau ist, ist die Tatsache, dass die THS nicht immer in der Tiefe erfolgt, nicht immer im Gehirn eingesetzt wird, und nicht immer zur Stimulation durchgeführt wird.

Die THS ist in ihrer Anwendung nicht auf das Gehirn begrenzt, da es mittlerweile auch möglich ist Nerven, Nervenscheiden oder sogar das gesamte Rückenmark zu stimulieren oder zu hemmen. Die meisten Leute denken automatisch, dass der Wirkmechanismus der THS die Stimulation, also die Aktivierung, ist, zumal diese der Methode ihren Namen gab. Allerdings erweist sich die Geschichte als viel komplexer und interessanter. Viele Diskussionen und Forschungsprojekte widmeten sich den zugrundeliegenden Mechanismen dieser Technik. Da die Therapieeffekte beim Menschen so dramatisch sind, wird es entscheidend sein zu verstehen und zu entschlüsseln, wie diese Therapie tatsächlich funktioniert. Die Entschlüsselung der Wirkungsweise der THS könnte zur Entwicklung durchdachterer Ansätze für Medikamente, Gentherapien und neuartigen Interventionen führen.

Die erste große Diskussion über die Wirkungsweise der THS fand zwischen zwei Forschergruppen auf den verschiedenen Seiten des Ozeans statt. Die französische Gruppe, die die THS entwickelt hatte, vertrat die Ansicht, dass der Wirkmechanismus in einer Blockade beziehungsweise einem Stören der beim Parkinson krankhaft veränderten elektrischen Hirnaktivität besteht. Ihr Argument war, dass die THS hemmend auf die Zellen und Zell-zu-Zell-Verbindungen wirken würde. Andere berühmte Forschergruppen auf der ganzen Welt, darunter Warren Grill an der Case Western Reserve Universität und Cameron McIntyre an der Cleveland Klinik, entwickelten aufbauend auf dieser ersten Theorie ein Modell, um zu erforschen, wie der Stimulationsstrom tatsächlich mit den Neuronen (Gehirn-/Nervenzellen) und deren Milliarden von Verbindungen, den sogenannten Synapsen, interagiert [28, 29, 30, 31, 32, 33]. Zum allgemeinen Erstaunen entdeckten sie, dass die THS einerseits die Körper der Nervenzellen erregt, ihre Fortsätze (genannt Axone) aber hemmt. Diese erstaunliche Entdeckung bedeutete, dass der Wirkmechanismus der THS weder aus einer alleinigen Stimulation noch einer reinen Erregung besteht. Es ist also nicht nur einfach ein Stören eines Hirnschaltkreises. Die THS beeinflusst ein ausgedehntes Netzwerk neuronaler Strukturen stromauf- wie stromabwärts des eigentlichen Bereiches der elektrischen Stimulation. Dieser gerade drei Millimeter große stromdurchflossene Bereich sorgt für die dramatischen Effekte im gesamten Gehirn und Körper [34].

Die ersten Theorien darüber, wie die THS funktioniert, konzentrierten sich allein auf die Gehirnzellen (Neuronen) und ignorierten die als Gliazellen und Astrozyten bekannten Stützzellen im Gehirn. Diese Stützzellen stellen die entscheidende Infrastruktur für viele wichtige Funktionen des Gehirns dar. Wie entscheidend diese Stützzellen sind, spiegelt sich in der Tatsache wider, dass jeder Astrozyt Kontakt zu bis zu zwei Millionen Synapsen (=Verbindungen zwischen zwei Nervenzellen im Gehirn) hat. Über Synapsen läuft die Kommunikation, also der direkte Informationsaustausch zwischen den Nervenzellen. Die Stützzellen zu vergessen, kommt dem Versuch gleich, ein Baseball-Spiel mit nur drei Spielern im Team gewinnen zu wollen. Der Stimulationsstrom wirkt auf Neuronen, Astrozyten und Synapsen, die wiederum mit der Ausschüttung von Kalzium und der anschließenden Freisetzung anderer wichtiger Substanzen wie Adenosin und Glutamat reagieren. Diese infolge der elektrischen Stimulation freigesetzten Substanzen werden als „Neurotransmitter" bezeichnet. Die Freisetzung dieser Neurotransmitter hat sich als ein wichtiger, verstärkender Faktor des Wirkmechanismus des THS erwiesen. Es ist verblüffend, dass die THS also sowohl auf chemischem als auch auf elektrischem Wege wirkt [34, 35, 36].

Da die THS ihre Wirkung über verschiedene Wege entfaltet (elektrisch, chemisch, über Erregung und/oder Störung bzw. Hemmung), glauben wir, dass die elektrische Stimulation eine komplexe Symphonie innerhalb vieler Gehirnanteile und –bereiche auslöst. Diese komplexe Informationsübertragung führt letztendlich zu einer Verbesserung der Symptome der Parkinson-Krankheit. Da so viele Hirnregionen an dieser Reaktion koordiniert beteiligt sind, bezeichnen wir sie als neuronales Netzwerk [34, 37]. Phil Starr, ein Neurochirurg an der Universität von Kalifornien in San Francisco, hat gezeigt, dass es eine komplexe Beziehung zwischen den stimulierten Zellen tief im Gehirn und der Großhirnrinde gibt. Wenn das THS-Gerät eingeschaltet ist, werden die Zellsignale in den beiden Regionen aufeinander abgestimmt (kohärent) und die Zellen entladen synchronisiert.

Die THS stimuliert aber wahrscheinlich auch die Neurogenese, d.h. die Entstehung neuer Gehirnzellen. Die Möglichkeit, das Entstehen neuer Gehirnzellen zu stimulieren, lässt hoffen, dass mithilfe dieser Technologie einmal bessere Behandlungsmethoden für neurodegenerative Erkrankungen wie die Parkinson-Krankheit, die Alzheimer-Krankheit oder die Progressive Supranukleäre Lähmung entwickelt werden. Dennis Steindler und seine Kollegen an der Universität Florida zeigten kürzlich, dass es im Gehirn von Parkinson-Patienten neurale Stammzellen gibt und sie konnten diese sogar auf THS-Elektroden, die aufgrund eines Gerätedefekts entfernt werden mussten, finden und anzüchten [38, 39]. Die Zellen scheinen von den Elektroden geradezu angelockt worden zu sein und sind dann daran hängengeblieben.

Für einige von Ihnen mag es klingen, als ob die THS einem Science-Fiction-Film entstammt, aber angesichts aller medizinischer und technologischer Fortschritte, die in den letzten Jahren erreicht wurden, ist das, was für Sie futuristisch anmuten mag, Realität geworden. Dies bedeutet, dass Ärzten und Patienten mehr Behandlungsmöglichkeiten zur Verfügung stehen, und für Patienten, die unter Zittern und anderen Symptomen der Parkinson-Krankheit leiden, können diese Alternativen das ganze Leben verändern. Neue Entdeckungen wie die THS, die zu einer Besserung krankheitsbedingter Funktionseinschränkungen führen, haben das Potenzial, mehr von dem Rätsel der Parkinson-Krankheit zu entschlüsseln und so viele Patienten zu einem glücklichen und sinnerfüllten Leben zu führen.

Die ersten Lehrstunden bei der Neuromodulation der Parkinson-Erkrankung
Die Patientenauswahl für die Operation
Als wir an der Universität Florida begannen, ein Behandlungszentrum für die Parkinson-Krankheit und Bewegungsstörungen aufzubauen, gab es vor Ort keinerlei Infrastruktur für die Betreuung von Patienten mit Parkinson-Krankheit. Dr. Kelly Foote (unser Neurochirurg) und ich waren zwei "junge Wilde", frischgebackene Fachärzte. Die alteingesessenen Oberärzte machten uns deutlich, dass sie, obwohl sie uns mochten, große Bedenken wegen möglicher Komplikationen, insbesondere bei der Einführung eines potenziell riskanten neurochirurgischen Verfahrens, hatten. Die Botschaft an uns war: „Wir mögen euch, aber bringt uns nicht in Schwierigkeiten." Diese Grundstimmung war verständlich, schließlich sieht man im Laufe seiner Karriere zum erfahrenen Universitätsprofessor unweigerlich Dutzende von angeblichen Wunderheilungen/-therapien. Derartige Behandlungen

werden in der Regel mit großem Tam-Tam eingeführt, stellen sich dann aber in den meisten Fällen als kompletter Reinfall heraus. Die größten Bedenken löste unser Plan aus, Löcher in Schädel zu bohren, um in empfindlichem Hirngewebe herumzustochern. Das erschien viel riskanter als eine einfache medikamentöse Therapie. Ihre Bedenken waren verständlich und auch verzeihlich.

In den letzten zehn Jahren hat sich die THS-Therapie an der Universität Florida von einer verrückten Idee zu einem neuen, erstaunlichen Verfahren und letztlich zu einem etablierten Therapieverfahren entwickelt. Heute wird jeder Medizinstudent aufgefordert, im Rahmen seiner Ausbildung einmal bei einer THS-Operation zuzusehen. Dank Benabids intraoperativer Entscheidung und seinem "Was wäre wenn"-Moment ist ein bionisches Zeitalter angebrochen.

Ein riesiges und initial unerwartetes Problem kam auf uns zu, als wir das THS-Programm an unserer Hochschule etablierten. Wir wurden fast über Nacht mit fast 200 Überweisungen zur THS überhäuft. Letztlich stellten sich aber nur acht dieser überwiesenen Patienten (vier Prozent) als geeignete Kandidaten für eine THS heraus. Noch besorgniserregender war, dass wir beobachteten, wie ein Dutzend Neurochirurgen und Krankenhäuser THS-Programme begannen, die letztlich scheiterten. Es wurde für uns alle eine demütigende Lektion zu erkennen, was für eine wichtige Rolle die richtige Auswahl der geeigneten Patienten für die THS spielt. Die Auswahl der Patienten stellte sich als der wichtigste Faktor für die Vorhersage von Erfolg oder Misserfolg dieses neuen chirurgischen Therapieverfahrens heraus. Patienten, die trotz fehlender Eignung mit einer THS behandelt wurden, hatten oft enttäuschende oder sogar tragische Operationsergebnisse.

Der Aufbau eines soliden THS-Zentrums erforderte daher umfangreiche Schulungsmaßnahmen, um Hausärzten und neurologischen Fachärzten das Screening und die Vorauswahl geeigneter Parkinson-Patienten beizubringen, und diese Bemühungen sind mittlerweile seit über einem Jahrzehnt im Gange. Auch kam man zwangsläufig zu der Erkenntnis, dass Parkinson-Patienten, denen ein THS-System implantiert wurde, weiterhin einer fachkundigen Betreuung bedürfen. Die meisten Krankenhäuser waren aber nicht bereit, diese personal- und zeitintensiven, interdisziplinären Versorgungsstrukturen zu organisieren und vorzuhalten. Aus diesen Gründen wurden in den letzten 10 Jahren viele THS-Zentren, die neu eröffnet wurden und bei vielen Patienten in deren Einzugsgebiet Hoffnung geweckt hatten, schon bald wieder zurückgefahren und schließlich geschlossen.

Ironischerweise wurde durch die THS weltweit die Entwicklung einer verbesserten interdisziplinären Versorgung von Parkinson-Patienten angestoßen. Vor der Ära der THS waren Ärzte, Pflegepersonal, Fachkrankenschwestern und Arzthelferinnen sehr darauf bedacht, sich voneinander abzugrenzen. Das aufwendige Screening eines THS-Kandidaten erforderte aber im Gegensatz zur typischen Pflegesituation einen multidisziplinären Ansatz. Ein Neurologe, ein Neurochirurg, ein Psychologe, ein Radiologe und ein Psychiater müssen gemeinsam eine umfassende Evaluation durchführen. Im Laufe dieses präoperativen Screenings verwandeln sich Physiotherapeuten, Ergotherapeuten, Logopäden und Sozialarbeiter in wichtige Mitglieder eines funktionierenden Teams. Gemeinsam muss das Team die kritische Entscheidung über einen chirurgischen Eingriff treffen, wobei jedes einzelne Teammitglied auf seinem Gebiet der Experte ist.

Letztendlich sind so viele Personen in die Behandlung eines einzigen THS-Patienten involviert, dass sich diese Therapie über die Zeit von einem multidisziplinären zu einem interdisziplinären Ansatz entwickelte. Die interdisziplinäre Betreuung ist die beste Form der Patienten-zentrierten Versorgung und sie wird in Krebs-Zentren und Reha-Kliniken bereits seit Jahrzehnten angewendet. Eine interdisziplinäre Betreuung bringt verschiedene Spezialisten zusammen, die sich miteinander über einen einzelnen Patienten austauschen. Im Gegensatz dazu kommunizieren die Behandler bei einer konsiliarischen oder multidisziplinären Mitbetreuung nur indirekt, durch Senden von Notizen oder Briefen, miteinander. Bei der Parkinson-Krankheit hat die Einführung der interdisziplinären THS-Evaluation das Betreuungsniveau erheblich verbessert und damit auch die Zufriedenheit der Patienten und ihrer Familien massiv gesteigert. Die THS, eine chirurgische und keine medizinische Therapie, hat die Betreuung aller Parkinson-Patienten, auch derer, die keine Operation erhalten, maßgeblich verändert und verbessert [40, 41, 42].

Brain Mapping (Englisch: Kartierung des Gehirns)
Abgeschottet in den Forschungslaboren der Johns Hopkins Universität studierte Mahlon DeLong eine Reihe von Hirnschaltkreisen, die man als Basalganglien bezeichnet. Andere Forschungskollegen hatten sich auf begehrtere und einfacher zu entschlüsselnde Hirnregionen gestürzt. Der stille DeLong dagegen analysierte über viele Jahre minutiös die aufgezeichneten Signale einzelner Hirnzellen aus den Basalganglien, zuerst bei Affen, und später bei Parkinson-Erkrankten. Langsam zeichnete sich ein zusammenhängendes Bild ab und dieses Bild zeigte wichtige Änderungen in der Entladungsrate und im Entladungsmuster neuronaler Zellaktivität [43, 44, 45, 46, 47]. DeLong vermittelte seine Techniken und sein Wissen an Jerrold Vitek, Phillip Starr, Thomas Wichmann, Kelly Foote und viele andere, einschließlich mir. Wir alle widmeten unsere Karrieren der Erweiterung und Anwendung dieser Erkenntnisse auf die THS beim Menschen.

Das Verfahren ist ein Wunder der modernen Medizin. Es erfordert nur ein Cent-großes Loch im Schädel. Die Operation wird virtuell auf einem Computerbildschirm vorgeplant und kann dann innerhalb von Minuten auf den Patienten übertragen werden. Der Chirurg kann so um Blutgefäße herumnavigieren und die gewünschte Stelle innerhalb eines nur wenige Millimeter großen Zielgebietes erreichen. Wenige Millimeter erscheinen einem auf einem Lineal als kleine Strecke, aber im Gehirn entspricht dies einer sehr großen Entfernung. Wenige Millimeter im Gehirn entsprechen der Entfernung von Florida bis Kalifornien in Amerika.

Ein berühmter Neurochirurg aus Toronto namens Andres Lozano erklärte einmal, dass die Kartierung des Gehirns eines Parkinson-Patienten vergleichbar sei mit einer Autotour durch Europa. Da die signalaufnehmende Mikroelektrode millimeterweise vorgeschoben wird, ändert sich das Signal der Gehirnzellen von einer Hirnregion zur nächsten. Er verglich diese Änderungen der Hirnaktivität mit den Änderungen der Landessprache, wenn man die Grenze von einem europäischen Land zu einem anderen überquert. Er war es, der bemerkte, dass diese Änderungen der Hirnaktivität bei der Hirnkartierung hilfreich sind.

Durch das Einführen mehrerer Mikroelektroden in das Gehirn eines Parkinson-Patienten kann man eine dreidimensionale Karte erstellen. In diese Karte trägt man den gewünschten Zielort und die Position der umgebenden Hirnstrukturen ein. Es gibt viele Zielregionen im Gehirn, die für einen Patienten ausgewählt werden können. Die Wahl des genauen Ziels wird in der Regel im Rahmen einer ausführlichen Diskussion, die den Patienten und sein gesamtes THS-Team miteinbindet, gemeinsam getroffen. Die komplette Karte ist ein wichtiger Bestandteil des eigentlichen THS-Verfahrens, denn wenn die endgültige THS-Stimulationselektrode auch nur um wenige Millimeter falsch liegt, kann dies den Unterschied zwischen einem dramatischen Erfolg und einem kläglichen Versagen ausmachen. Ein Scheitern kann dabei nicht nur bedeuten, dass ein Patient durch die Operation keinen Nutzen hat, sondern auch, dass er für den Rest seines Lebens unter permanenten schlaganfallähnlichen Symptomen leiden könnte.

Sobald die endgültige Position der THS-Stimulationselektrode festgelegt worden ist, kann sie durch eine Abdeckvorrichtung in dieser Position fixiert werden. Ein Verbindungskabel wird angeschlossen und unter der Haut bis zum Schlüsselbein geführt. In einem letzten Schritt wird dann eine Batterie, der eigentliche Neurostimulator, unter dem Schlüsselbein platziert und mit dem Kabel verbunden. Der Neurostimulator funktioniert wie ein Herzschrittmacher. Sobald das Gerät implantiert ist, kann ein Neurologe oder eine ausgebildete Fachkraft Tausende von möglichen THS-Einstellungen durchtesten, um die Stimulation eines Patienten zu optimieren. Die Optimierung der Einstellungen dauert in der Regel von wenigen Wochen bis zu einigen Monaten und kann zu einer hervorragenden Kontrolle vieler behindernder Symptome der Parkinson-Krankheit wie z.B. Zittern, Muskelsteifigkeit oder Verlangsamung führen, und in einigen Fällen nichtgehfähigen Patienten sogar das Gehen wieder ermöglichen [34].

Der Traum vom Leben ohne Tabletten

Die meisten Menschen mit der Parkinson-Krankheit werden mit vielen verschiedenen Medikamenten behandelt. In einigen Fällen müssen Patienten sogar rund um die Uhr alle zwei bis drei Stunden mehrere Tabletten einnehmen. Eine Dosis zu verpassen, könnte zu Zittern, Muskelsteifigkeit, Verlangsamung oder sogar zu Stürzen führen. Darüber hinaus kann es im Verlauf der Parkinson-Krankheit gerade durch die Medikamente aber auch zu unkontrollierbaren tänzelnden und um-sich-schlagenden Überbewegungen kommen. Diese Überbewegungen werden als Dyskinesien bezeichnet und sie treten als Folge des Fortschreitens der Krankheit auf und sind eine direkte Folge der dauerhaften Einnahme vieler, gebräuchlicher Parkinson-Medikamente.

Wenn ein Parkinson-Patient eine L-Dopa-Tablette einnimmt, führt dies zu einer geradezu wundersamen Verwandlung. Tremor, Muskelsteifigkeit, Verlangsamung und viele andere Symptome verschwinden innerhalb von 20 bis 30 Minuten. Ein Parkinson-Patient bezeichnet üblicherweise den Zeitraum, in dem die Tablette wirkt, als "on" (Englisch für „ein/an"). Fällt der Wirkspiegel im Blut dagegen unter den therapeutisch-notwendigen Spiegel und kehren die Symptome zurück und dieser Zustand wird daher umgekehrt als "off" (Englisch für „aus") bezeichnet.

Viele Parkinson-Patienten sprechen zunächst gut auf die Medikamente an, entwickeln aber zwangsläufig nach mehreren Jahren „on-off"-Schwankungen und Dyskinesien. Die moderne THS hat sich als die wirksamste Therapie zur Behandlung dieser Wirkfluktuationen erwiesen. Die THS kann also einer großen Zahl von Parkinson-Patienten ein sinnerfülltes Leben zurückgeben.

Als die THS-Erfolgsgeschichte in den 90er Jahren begann, berichteten viele Zentren in Europa, dass die Patienten ihre Parkinson-Medikamente komplett absetzen konnten. Es entbrannte eine transatlantische Diskussion mit den nordamerikanischen Zentren, die für eine weniger radikale Medikamentenreduktion plädierten. Zwei Jahrzehnte später ist man sich nun einig, dass es nur in sehr seltenen Fällen möglich ist, alle Parkinson-Medikamente nach einer THS-Operation abzusetzen. Wir haben gelernt, dass eine Medikamentenreduktion in einigen, aber nicht allen Fällen möglich ist, und dass dies häufiger bei Patienten gelingt, bei denen beidseits eine THS-Stimulationselektroden in den Nucleus subthalamicus (STN, eine Hirnregion, die Teil der Basalganglien ist) implantiert worden ist. In einigen Fällen, bei denen die Parkinson-Medikamente ganz abgesetzt oder zu schnell reduziert worden sind, traten Apathie (Teilnahmslosigkeit), Gangstörungen und andere Probleme auf. Damit bleibt die Hoffnung, dem Parkinson-Patienten ein tablettenfreies Leben zu ermöglichen, in den meisten Fällen ein Wunschtraum. Trotzdem hat sich die Neuromodulation aber als eine leistungsfähige Ergänzung zu den medikamentösen Behandlungsoptionen und als effektives Mittel zur besseren Bewältigung des Lebens bewährt.

Fortschritte der Technologie
Eine bemerkenswerte Tatsache bei der THS-Therapie ist, dass sich die Hardware seit Benabids Experiment nur wenig verändert hat. Die Hirnelektrode, die Verbindungskabel und die Batterietechnologie wurden nur leicht verbessert. Die FDA (Amerikanische Zulassungsbehörde für Medikamente und Medizinprodukte) hat bislang nur ein THS-Gerät zur Behandlung von Parkinson-Patienten zugelassen und es ist gut bekannt, dass bessere Technologien auf den verschlungenen Wegen durch die Gräben des schwierigen FDA-Zulassungsprozesses stecken bleiben. Die Techniken zur Stromapplikation und zur Befestigung der Elektroden sind letztlich unverändert geblieben. Trotz Fehlens neuer THS-Technologien hat sich der Einsatz des Gerätes aber explosionsartig in den Fachgesellschaften rund um die Erde verbreitet, mit mittlerweile etwa 100.000 Parkinson-Patienten und Patienten mit Bewegungsstörungen, die nun einen solchen Fremdkörper in sich tragen.

Warum sind in den letzten zwei Jahrzehnten nicht mehr THS-Geräte auf den Markt gekommen? Die Antwort auf diese Frage ist komplex. Studien zur aktuellen THS-Technologie bei der Parkinson-Krankheit haben robustere Effekte gezeigt, als irgendjemand erwartet hätte. Als ich Mitte-Ende der 1990er Jahre begann auf diesem Gebiet zu arbeiten, rieten mir hochrangige Experten davon ab, die THS-Forschung fortzuführen, da sie sich sicher waren, dass diese Therapie verschwinden und durch bessere Medikamente abgelöst werden würde. Nicht nur die Therapie hat überlebt, sondern es stellte sich ein Schneeball-Effekt hinsichtlich der klinischen und finanziellen Erfolge ein und dieser Effekt zog mehr Patienten, mehr Forscher und mehr Kapitalanleger in die Geräte-Arena. Obwohl viele pharmazeutische Unternehmen auf das nächste große Parkinsonmedikament gesetzt hatten, zeigte keines ihrer Präparate einen stabilen Effekt und die meisten von ihnen scheiterten. Eine Multimilliarden-Dollar-Industrie lockte alle Arten von Unternehmen an und ein Schub aus neuen wissenschaftlichen Ideen und frischem Geld hat mindestens ein halbes Dutzend neuer Unternehmen in das Ressort des „elektrischen Gehirns" gespült. Jedes Unternehmen arbeitet an einer Verbesserung oder Optimierung des herkömmlichen THS-Systems und das lässt auf Fortschritte in der nahen Zukunft hoffen.

Was wird uns also auf dem THS-Gebiet vorwärts bringen? Der allererste, entscheidende Schritt wird sein, das Verständnis für die Bedürfnisse der Parkinson-Patienten zu verbessern. Patienten und ihre Familien suchen weiter nach Therapiemöglichkeiten für die Symptome, die bislang nicht ausreichend durch Medikamente und die aktuelle THS-Therapie behandelt werden können (z.B. Denkstörungen, Stürze). Weiterhin muss eine Therapie sicher und klinische Studien müssen ausreichend robust sein und im Vergleich zu Plazebo-Behandlungen positive Wirkungen zeigen (d.h. Verbesserungen zeigen, die größer sind als solche, die man vielleicht nur zufälligerweise finden könnte). Drittens muss die Therapie kosteneffektiv und besser als alle existierenden Therapiemöglichkeiten sein. Jede Hoffnung auf Fortschritte im technologischen Bereich und letztlich im gesamten Anwendungsgebiet muss diese drei Hürden nehmen.

Es gab wichtige und neue Fortschritte bei der Entwicklung von THS-Geräten. Zu allererst gibt es viele neue Entwicklungen im Bereich des Stimulationselektroden-Designs. Die meisten von Ihnen erlauben eine umschriebenere Verabreichung des elektrischen Stroms im Gehirn, was positive Effekte verstärkt und Nebenwirkungen reduziert. Das Zweite ist der elektrische Strom: Der, den wir aktuell benutzen, ist ein sogenannter spannungskonstant-erzeugter Strom. Ein spannungskonstanter Strom kann sich in seiner Stärke und seinem Ausbreitungsverhalten mit der Zeit verändern. Neuere Stimulationsgeräte werden einen ladungskonstanten Strom abgeben, der eine gleichmäßige Wirkstärke auf das Gewebe hat und die Behandlungseffektivität steigert. Ein dritter Bereich der Weiterentwicklung liegt in der Batterielebensdauer. Kliniker wie Patienten wünschen sich dringend länger verwendbare und, für bestimmte Fälle, auch wiederaufladbare Batterien. Länger verwendbare Batterien bedeuten weniger Operationen zum Batteriewechsel und ein geringeres Risiko für ein Versagen der Batterie mit Wiederauftreten von Symptomen. Diese Neuentwicklungen kommen allmählich auf den Markt und arbeiten sich durch den Zulassungsprozess bei der FDA (Anmerkung des Übersetzers: In Europa sind in den letzten Jahren bereits einige dieser Neuerungen zugelassen worden).

Die Patienten haben zudem begonnen, schlankere und schmalere Schrittmachergeräte zu verlangen, da ein unter dem Schlüsselbein hervorragender Kasten unattraktiv und nicht erstrebenswert ist. Viele Patienten würden es sogar bevorzugen, wenn man das Verbindungskabel von den Elektroden im Kopf zum Schrittmacher in der Brust ganz weglassen könnte. Letztendlich wäre es ideal, wenn man das Stimulationsgerät aus der Ferne programmieren könnte. Stellen Sie sich vor, der Arzt könnte Sie über eine Videoverbindung sehen und die Geräteeinstellungen anpassen, ohne dass Sie Ihren Schlafanzug ausziehen oder Ihr Haus verlassen müssten. All diese Fortschritte werden wahrscheinlich bald zur Realität werden.

Eine weitere, vielversprechende Entwicklung besteht darin, die Therapie für jeden Patienten individuell maßzuschneidern und zu personalisieren. Bislang haben wir bei allen Parkinson-Patienten die gleiche Zielregion im Gehirn verwendet. All die aufgezählten Fortschritte werden es uns ermöglichen, mehr und mehr spezifisch auf die jeweils störenden Symptome eines Parkinson-Patienten einzugehen. Zum Beispiel mag eine Hirnregion am besten zur Behandlung des Tremors sein, eine andere günstig für das Sprechen und eine dritte mag als Ziel in Frage kommen, wenn es auf das Gehen ankommt. Patienten werden in Zukunft vielleicht die Zielregion im Gehirn ihren Bedürfnissen entsprechend auswählen (z.B. würde ein Chefkoch eine Region wählen, die den Tremor maximal unterdrückt, während ein Strafverteidiger oder ein Lehrer eine Region wählen würden, die das Sprechen möglichst nicht beeinträchtigt). Auch müssen wir uns vielleicht nicht länger auf zwei Stimulationselektroden beschränken. Die Möglichkeit, bei einem Patienten im Verlauf des Krankheitsfortschritts weitere Stimulationselektroden zu implantieren, wird wahrscheinlich bald Realität werden.

Die Möglichkeit die Hirnstimulation mit anderen Therapien zu kombinieren
Wenn es darum geht, die Wirkung des „elektrischen Gehirns" noch zu verstärken, explodieren die zur Verfügung stehenden Möglichkeiten geradezu. Jetzt, wo wir verstehen, dass die Veränderungen der Entladungsrate und des Entladungsmusters für viele der beobachteten Effekte verantwortlich sind, können wir diese Informationen nutzen, um neue und bessere Therapien zu entwickeln. Zudem kann das Wissen, dass viele der klinischen Effekte durch Veränderungen der hirneigenen Botenstoffe wie Adenosin und Glutamat zustande kommen, bei der Entwicklung rationalerer medikamentöser Therapiestrategien helfen.

Eine provokante Forschungsentwicklung ist die Idee, die THS mit anderen Therapieformen zu kombinieren: Speziell die Idee, eine THS-Stimulationselektrode als Katheter zur Injektion von Substanzen im Rahmen einer Gen- oder Stammzelltherapie und zur Behandlung mit Wachstumsfaktoren zu benutzen. Die Grundidee besteht in dem Ansatz, die wirkungsvolle symptomatische Therapie der THS mit einer Methode zu kombinieren, die das Fortschreiten der Krankheit verlangsamen könnte. Ein solcher Ansatz könnte das Beste aus diesen beiden Therapie- und Forschungsgebieten vereinigen.

Ein elektrischer Biomarker
Der neueste „Heilige Gral" der Wissenschaft und gerade auch bei der Parkinson-Krankheit ist die Entwicklung von sogenannten Biomarkern. Die „National Institutes of Health" (NIH, Anmerkung der Übersetzerin: staatlich finanzierte Forschungsinstitute in den USA) definieren einen Biomarker als einen ‚objektiv messbaren

Wert, der nachgewiesener Weise als Indikator für das Unterscheiden eines normalen biologischen Zustandes von einem krankhaften Prozess oder für eine Reaktion auf eine therapeutische Maßnahme dienen kann'. Für den Laien ist ein Biomarker ein Messwert, der anzeigt, ob jemand eine Krankheit hat oder nicht. (z.B. ein Bluttest auf die Parkinson-Krankheit). Im Hinblick auf das „elektrische Gehirn" halten die Forscher einen elektrischen Biomarker für möglich. Die grundlegende Idee ist die, dass die Krankheitsaktivität an Hand eines spezifischen, elektrischen Signals in einer bestimmten Hirnregion gemessen werden könnte. So könnten die Ärzte anstelle eines Biomarker zur Diagnosestellung ein abnormales, elektrisches Signalmuster zur direkten, in diesem Falle elektrischen, Behandlung der Parkinson-Krankheit verwenden.

Erst seit Kurzem ist es möglich, Hirnsignale auch nach einer THS-Operation abzuleiten und in Echtzeit aufzuzeichnen. Bislang konnten Ableitungen aus dem Gehirn nur während der laufenden THS-Operation gemessen werden. Die Art von Signal, die man jetzt ableiten kann, wird „Lokales Feldpotential" (LFP) genannt. LFPs sind spezielle Messungen des hirneigenen Stroms und seiner Frequenz-Eigenschaften. Bei der Parkinson-Krankheit hat die Forschung ein wichtiges LFP namens „Beta-Band" identifiziert. Der Anteil dieses Frequenzbandes verändert sich, wenn eine Medikation oder eine THS angewendet werden. Diese elektrischen Biomarker zu verstehen, kann die Entwicklung kluger Stimulationsgeräte ermöglichen. Die Hoffnung ist, dass neue Stimulationsgeräte eine krankhafte Veränderung des Beta-Bands automatisch erkennen und darauf reagieren. Dies nennt man „on-demand"-Paradigma. In „on-demand"-Schaltkreisen wird auf das Auftreten krankhafter elektrischer Veränderungen durch die Abgabe von Strom an das Gehirn reagiert. Die Idee des „on-demand"-Systems soll Probleme im Gehirn „bedarfsgerecht" in dem Moment behandeln, in dem sie entstehen, also noch bevor das klinische Problem oder Symptom auftritt. Die Ära der personalisierten Medizin hat damit begonnen.

Geheimnis Nr. 3: Fragen Sie Ihren Arzt, ob eine Tiefe Hirnstimulation bei Ihrer Parkinson-Krankheit helfen kann

* * *

Kapitel 4: Depressionen und Ängste müssen behandelt werden

"When you're lost in those woods, it sometimes takes you a while to realize that you are lost. For the longest time, you can convince yourself that you've just wandered off the path, that you'll find your way back to the trailhead any moment now. Then night falls again and again, and you still have no idea where you are, and it's time to admit that you have bewildered yourself so far off the path that you don't even know from which direction the sun rises anymore."

[Wenn man sich in diesen Wäldern verirrt, dauert es manchmal, bis man merkt dass man sich verlaufen hat. Eine Zeitlang kann man sich einreden, dass man den richtigen Weg gerade erst verlassen hat und man jeden Moment wieder auf den alten Weg zurückfinden wird. Aber dann bricht wieder und wieder die Nacht an, und man hat immer noch keine Ahnung, wo man ist, und es wird Zeit sich einzugestehen, dass man so weit vom Weg abgekommen ist, dass man nicht einmal mehr weiß, in welcher Richtung die Sonne aufgeht.]
— Elizabeth Gilbert

Ich erinnere mich an das Jahr 1987, als die FDA (Food and Drug Administration – behördliche Lebensmittelüberwachung und Zulassungsbehörde für Arzneimittel in den Vereinigten Staaten) das Medikament Prozac für die Behandlung der Erwachsenendepression zugelassen hat. Der Ausdruck "Prozac Revolution" wurde geprägt und eine neue Behandlungs-Ära begann. In der allgemeinen Öffentlichkeit entwickelte sich ein starker Trend, Depressionen und weitere psychiatrische Symptome aggressiv zu behandeln. Andererseits führte die Diagnose einer Depression aber auch zu einer starken Stigmatisierung. Den meisten Menschen war es daher peinlich, mit ihren Ärzten zu besprechen, dass sie sich niedergeschlagen fühlten oder sogar an Selbstmord dachten. Die Allgemeinheit betrachtete eine Depression als einen Charakterfehler und eine Schwäche. Versicherungsträger legten sogar

Ausschlussklauseln auf, in denen sie sich weigerten, die Kosten für eine Behandlung beim Psychiater oder Psychotherapeuten zu übernehmen.

In den vergangenen zwei Jahrzehnten hat eine langsame, positive Wandlung darüber eingesetzt, wie man über Depressionen denkt. Obwohl diese häufige Erkrankung immer noch zu selten erkannt wird, ist die soziale Stigmatisierung stetig zurückgegangen. Es wurden viele Medikamente eingeführt, mit denen man eine Depressionen und Ängste erfolgreich behandeln kann.

Das weltweite Ausmaß des Depressions-Problems
Die Wahrheit über Depressionen in den Vereinigten Staaten und der ganzen Welt ist, dass sie häufig und unvermeidbar sind. Die Mehrheit der Menschen erlebt mindestens einmal im Leben eine depressive Episode, und insbesondere im höheren Alter leiden viele Menschen unter Depressionen.

Die „Centers for Disease Control and Prevention" (CDC - Gesundheitsbehörde der USA) haben im Jahr 2005 geschätzt, dass in den Vereinigten Staaten pro Jahr 32.000 Selbstmorde begangen werden. Zum Vergleich gab es nur 18.000 Mordfälle und 12.000 durch AIDS verursachte Todesfälle. Selbstmord ist damit die elfthäufigste Todesursache und verpasste nur knapp die Top-Ten-Liste der häufigsten Todesursachen. Alle Experten sind sich daher einig, dass eine bessere Versorgung von Patienten mit Depressionen und Ängsten zwingend notwendig ist, insbesondere zur Prävention von Selbstmorden.

Die Weltgesundheitsorganisation (WHO) erfasst die globale Häufigkeit von Krankheiten sowie deren Mortalitäts- und Invaliditätsraten. Die WHO gebraucht dabei die sogenannte „disability adjusted life year" (DALY). Ein DALY steht für ein verlorenes, beschwerdefreies Lebensjahr. Neuropsychiatrische Erkrankungen sind für die meisten verlorenen DALYs verantwortlich und stehen damit über alle Krankheitskategorien gesehen an erster Stelle, noch vor den Herz-Kreislauf-Erkrankungen, Tumoren und Verletzungen. Die Depression bei der Parkinson-Krankheit steht bei den Unterkategorien an sechster Stelle bezüglich des absoluten Verlustes an DALYs. Aufgrund dieses potentiellen Multi-Milliarden-Dollar-Marktes haben pharmazeutische und medizintechnische Unternehmen ein großes Interesse an der Behandlung von Depressionen, Ängsten und anderen neuropsychiatrischen Problemen entwickelt.

Durch wichtige Fortschritte in der Behandlung von psychischen Erkrankungen hat sich die Versorgung von Patienten mit Depressionen und Angststörungen insgesamt verbessert. Im Jahr 1940 waren fast eine halbe Million Patienten in psychiatrischen Einrichtungen eingesperrt und zum Leben in einer Anstalt verurteilt. Wer mehr als zwei Jahre hospitalisiert war, blieb es üblicherweise für den Rest seines Lebens. Heute sinken diese Zahlen Dank einer verbesserten Diagnosestellung und einer adäquaten Behandlung. Ein Maß für diese Veränderungen im Gesundheitswesen ist die Verwendung von Antidepressiva. Etwa 25 Millionen Menschen in den USA werden alleine in diesem Jahr ein Rezept für Prozac einlösen.

Die Depression bei der Parkinson-Krankheit
Die Depression im Rahmen der Parkinson-Krankheit ist häufig. Schätzungen zufolge leiden mehr als die Hälfte aller diagnostizierten Parkinson-Patienten unter Depressionen. Auch die meisten Experten sind sich einig, dass bei mindestens einem Drittel der Parkinson-Patienten eine Depressionen besteht und wahrscheinlich ein weiteres Drittel Symptome einer Depression aufweist, ohne dass diese als Depression diagnostiziert wurden [19].

Die meisten Patienten mit schweren Depressionen weisen eines oder beide der folgenden Probleme auf:

- Mangelndes Interesse an den gewohnten Aktivitäten und fehlende Freude an Lieblings-Aktivitäten und Hobbies (auch als Anhedonie bezeichnet)

- Gefühl der Hoffnungslosigkeit oder allgemeine Niedergeschlagenheit

Weitere häufige Symptome, die vorliegen können, sind:

- Konzentrationsprobleme,

- Energielosigkeit,

- sich müde und erschöpft fühlen,

- Schlafstörungen,

- morgendliches Früherwachen,

- Appetitstörungen,

- verminderte Lust auf Sex,

- Gefühle von Wertlosigkeit oder Schuldgefühle.

Die genauen Gründe, warum diese Symptome bei Patienten mit Parkinson-Krankheit häufig auftreten, sind noch unklar. James Parkinson fasste in seinem ursprünglichen Aufsatz Depressionen und depressive Symptome als Melancholie zusammen [48, 49, 50]. Viele Ärzte haben auch in der modernen Ära Depressionen und depressive Symptome bei der Parkinson-Krankheit außer Acht gelassen und diese nicht behandelt. Viele Experten haben die Theorie, dass es sich bei der Depression um ein primäres Symptom der Parkinson-Krankheit und nicht nur um eine Reaktion auf die Diagnose handelt, abgelehnt.

Verschiedenste Beweise legen aber mittlerweile nahe, dass Depressionen ein primäres Symptom der Parkinson-Krankheit und nicht nur eine emotionale Reaktion darauf sind. Erstens treten Depressionen bei Parkinson-Patienten doppelt so häufig wie in der allgemeinen Bevölkerung auf. Darüber hinaus können Depressionen in den frühen, mittleren oder späten Stadien der Erkrankung auftreten und klingen in der Regel nicht ab, solange sie nicht gezielt behandelt werden. Die überzeugendsten Beweise dafür, dass Depressionen im Rahmen der Parkinson-Krankheit eine eigene Entität sind, kommen aus den Ergebnissen von Bildgebungs-Studien und Untersuchungen des Hirngewebes von verstorbenen Patienten. Diese Studien konnten zeigen, dass die Parkinson-Krankheit mehr ist als nur eine Krankheit mit alleinigem Dopamin-Mangel. Diese Studien haben auch schwere Defizite an anderen Botenstoffen wie

Serotonin, Noradrenalin und Acetylcholin nachgewiesen. Der Mangel an diesen drei Botenstoffen wird eng mit dem degenerativen Fortschritt in Verbindung gebracht [51, 52, 53].

Ein wichtiges Geheimnis des erfolgreichen Managements der Parkinson-Krankheit ist das frühzeitige Erkennen und die entschlossene Behandlung von Depressionen und depressiven Symptomen. Jeder Patient benötigt einen individualisierten kurz- und langfristigen Behandlungsplan. In jedem Fall sollten die Dopaminergika optimiert werden, da unzureichende Dosen an Medikamenten oder nicht eingenommene Dosen oft zu Depressionen oder depressiven Symptomen führen. In einigen Fällen werden Patienten, bei denen die Medikamente zwischen zwei vorgeschriebenen Dosisintervallen die Wirkung verlieren, sogar Depressionen, Angstzustände oder beides berichten. In leichten Fällen von Depressionen kann die Zugabe eines Medikaments ausreichend sein (z.B. Serotonin-Wiederaufnahmehemmer, trizyklische Antidepressiva oder Serotonin- und Noradrenalin-Wiederaufnahmehemmer) [19]. Es ist wichtig, dass Sie vier bis sechs Wochen nach Therapiebeginn von Ihrem Arzt erneut befragt und untersucht werden, um zu überprüfen, ob die Dosierung ausreichend ist und keine einschränkenden Nebenwirkungen aufgetreten sind. Herb Ward, Psychiater an der Universität Florida, wies mich darauf hin, dass Neurologen ihre Arbeit schlecht machen, wenn sie ihre Patienten direkt nach Beginn eines Antidepressivums zur Verlaufskontrolle wiedersehen. Dies ist ein Thema, bei dem wir alle noch hinzulernen müssen.

Neben der medikamentösen Therapie, frage ich in der Regel immer auch nach Schlafproblemen und biete eine psychologische Beratung an. Bei mittelschweren oder schweren Depressionen ziehe ich von Anfang an einen Psychiater hinzu. Eine gemeinsame Abstimmung mit den Psychiatern ist dabei extrem wichtig, da einige Psychopharmaka die Parkinson-Krankheit verschlimmern können (z. B. Dopamin-Blocker). Darüber hinaus schätzen wir immer ein, ob Selbstmordtendenzen vorhanden sind und raten ggf. auch zu einer sofortigen stationären Behandlung. Ich versuche, schwer depressive Parkinson-Patienten daran zu erinnern, dass es ihnen, auch wenn momentan alles hoffnungslos erscheint, mit einer adäquaten

Behandlung wieder besser gehen wird und sie zu einem glücklichen und sinnhaften Leben zurückfinden werden.

Eine schwere Depression, die nicht auf Medikamente oder Psychotherapie anspricht, kann auch mithilfe einer Elektrokrampftherapie (EKT), einer Vagusnerv-Stimulation (VNS), einer transkraniellen Magnetstimulation (TMS) oder sogar einer Tiefen Hirnstimulation (THS) behandelt werden. TMS und THS sind dabei experimentelle Therapieformen, die aber in erfahrenen Zentren als Optionen in Frage kommen können. Die EKT ist, auch wenn sie auch durch Filme wie „Einer flog über das Kuckucksnest" mit Jack Nickolson in Verruf geraten ist, eine sehr wirkungsvolle Therapie für Patienten, die nicht auf Medikamente und Psychotherapie ansprechen.

THS und neue Therapien gegen Depressionen
An unserem Zentrum haben Herb Ward und Kelly Foote, unser Neurochirurg, eine Region des Gehirns mit einer THS-Stimulationselektrode gereizt. Es ist schon eine geradezu unglaubliche Kombination, einen Psychiater und einen Neurochirurgen zusammenarbeiten zu sehen, aber es ist ein Beweis dafür, wie sehr sich dieses Forschungsgebiet in den letzten 50 Jahren weiterentwickelt hat. Die Hirnregion ihres Interesses ist die sog. Area 25. Vor vielen Jahren hatte ein Neurowissenschaftler namens Korbinian Brodmann jeder Region des Gehirns eine Nummer zugeordnet. Für die Area 25 wurde von einer Neurologin namens Helen Mayberg an der Emory Universität gezeigt, dass es sich dabei beim Menschen um ein wichtiges Zentrum für die Beeinflussung von Traurigkeit handelt. Sie hat dieses Hirnareal in einer eleganten Untersuchung mittels funktioneller Kernspintomographie untersucht. Ihre Arbeiten zeigten, dass sowohl Antidepressiva als auch die THS in der Lage sind, krankhafte Veränderungen in dieser Hirnregion rückgängig zu machen und dass diese Therapien - bei sorgsam ausgewählten Patienten - die Lebensqualität verbessern können. Obwohl die THS-Therapie noch nicht als Standardverfahren für Parkinsonpatienten mit Depressionen zur Verfügung steht, sollten Patienten daran denken, dass Wissenschaftler und Kliniker auch bei der Behandlung von Erkrankungen Fortschritte machen, die bis vor

kurzem noch als unbehandelbare therapierefraktäre Stimmungsstörungen angesehen wurden.

Angst- und Panikstörungen bei Parkinsonpatienten
Es wird angenommen, dass 30 bis 40 Prozent der Parkinson-Patienten unter Ängsten leiden. Häufige Symptome der Angststörungen sind übermäßige und ständige Sorgen, Nervosität und ständige innere Angstgefühle. Viele Patienten beschreiben dies, wie das Gefühl, dass ihr Leben außer Kontrolle geraten sei, oder sie berichten, dass sie sich schnell überfordert fühlen. Weitere häufige Angstsymptome können sein [54]:

- Schlafstörungen,

- Konzentrationsprobleme,

- Herzrasen,

- Gefühl der inneren Unruhe,

- Schwitzen,

- Übelkeit oder Magenverstimmung,

- Kurzatmigkeit.

Eine Untergruppe von Patienten mit Parkinson-Krankheit erleidet auch Panikattacken. Eine Panikattacke ist durch kurze Perioden mit massivem Unwohlsein oder überwältigender Angst geprägt. Diese Episoden beginnen meist abrupt und können bis zu einer Stunde andauern. Während einer Panikattacke erlebt der Betroffene ein Gefühl der Vernichtung oder dass etwas Schlimmes passieren wird, oft sogar Todesängste. Weitere häufige Symptome bei Panikattacken sind Herzrasen, Schwindel, Übelkeit und manchmal sogar Schweißausbrüche. Es ist wichtig zu wissen, dass nicht nur ein Drittel der Parkinson-Patienten unter Ängsten leidet, sondern auch ein Fünftel der Bezugspersonen von Parkinson-Patienten. Da auch Depressionen bei den Betreuungspersonen sehr häufig auftreten, sollte man auch eine angemessene Behandlung der Betreuungspersonen sicherstellen. Eine zufriedene Betreuungsperson bedeutet üblicherweise auch einen zufriedenen Parkinson-Patienten.

Die Therapie von Ängsten ist schwieriger als die von Depressionen, und in einigen Fällen treten beide zusammen auf. Die erfahrenen Ärzte erfragen zunächst, ob die Angst immer im "off"-Zustand auftreten, also dann, wenn die dopaminergen Medikamente noch nicht oder nicht mehr wirken. Wenn sich die Angst im „off"-Zustand verstärkt oder nur im „off"-Zustand auftritt, sollte der Schwerpunkt der Behandlung darin liegen, die einzelnen Medikamentendosen näher aneinanderzurücken. In einigen Fällen müssen auch die Dosierungen gesteigert werden. Angstzustände, die bei einem optimal eingestellten Parkinson-Patienten auftreten, sind eine schwierige Entität. Es ist dann in der Regel sinnvoll, einen Psychiater einzubeziehen und zu untersuchen, ob der Patient eine generalisierte Angststörung oder eine eigenständige Angsterkrankung hat. In erster Linie werden dann zur medikamentösen Behandlung Serotonin-Wiederaufnahme-Hemmer, Serotonin-Noradrenalin-Wiederaufnahmehemmer und trizyklische Antidepressiva verwendet. Bei der generalisierten Angststörung und bei schweren Fällen von Angst gibt man in der Regel zusätzlich Buspiron und teilweise auch ein Benzodiazepin. Bei Benzodiazepinen (Diazepam, Clonazepam, Xanax) muss man vorsichtig sein, da sie zu einem erhöhten Sturzrisiko führen können. Andere gute Behandlungsmöglichkeiten sind eine Psychotherapie, eine kognitive Verhaltenstherapie, sowie Qi Gong und Tai Chi [19].

Die ernüchternde Realität unbehandelter affektiver Störungen bei der Parkinson-Krankheit
Laura Marsh, mittlerweile Psychiaterin an der Baylor Universität, führte eine sehr wichtige NIH-Studie (NIH steht für die National Institutes of Health in den USA) durch, als sie noch an der Johns Hopkins Universität war. Laura ging in Allgemeinarztpraxen, um die Häufigkeit von Depressionen, Ängsten und anderen neuropsychiatrischen Symptomen bei Parkinson-Patienten zu untersuchen. Was sie gefunden hat, war erschreckend. Die Mehrheit der Parkinson-Patienten leidet unter potenziell behandelbaren Stimmungsschwankungen, die wir erkennen und behandeln müssten [55, 56, 57, 58]. Wie kürzlich von Dawn Bowers und ihren Kollegen an der Universität Florida gezeigt wurde, leiden darüber hinaus aber noch viel mehr Parkinson-Patienten an einer reinen Apathie anstelle

einer Depression [59]. Die Apathie sollte, falls vorhanden, ebenfalls behandelt werden. Dies ist ein weiteres Geheimnis, wie man vielen Parkinson-Patienten zu einem glücklicheren und sinnhafteren Leben verhelfen kann.

Geheimnis Nr. 4: Depressionen und Ängste müssen behandelt werden

* * *

We need to convince 100 percent of the public, rather than just 40 percent, that good sleep is as necessary as exercise and nutrition for optimal health."

[Wir müssen 100 und nicht nur 40 Prozent der Öffentlichkeit davon überzeugen, dass guter Schlaf für eine optimale Gesundheit genauso notwendig ist wie Bewegung und Ernährung.]
— Robert Schriner, M.D.

Eine der großen Lehren, die wir in den vergangenen 10 Jahren verstanden haben, ist, dass Schlafstörungen bei der Parkinson-Krankheit häufig und behandelbar sind und hinsichtlich ihrer Bedeutung unterschätzt werden. Die sofort sichtbaren Parkinson-Symptome wie Tremor, Muskelsteifigkeit, Verlangsamung und Gangstörungen wurden bislang generell überbewertet und dies hat viele Ärzte davon abgelenkt, ihre Patienten einfach mal zu fragen, wie sie schlafen. Ein Schlafmangel führt bei der Parkinson-Krankheit am nächsten Tag zu Müdigkeit, Reizbarkeit und depressiver Verstimmung.

Sind Schlafstörungen häufig bei Parkinson-Krankheit? Studien haben durchweg gezeigt, dass Schlafstörungen bei mehr als zwei Drittel der Parkinson-Patienten vorliegen. Dazu gehören übermäßige Tagesmüdigkeit, Schlaflosigkeit, nächtliche motorische Symptome sowie schlafgebundene Atemstörungen (Schlaf-Apnoe-Syndrom) [19, 60, 61, 62, 63].

Patienten und Familien sollten die möglichen Ursachen von Schlafstörungen kennen: Die Degeneration oder der Verlust von Zellen im Gehirn kann direkt zu Schlafstörungen führen. Alternativ können sich die Symptome der Parkinson-Krankheit in der Nacht verstärken, so dass Tremor, Muskelsteifigkeit und Bewegungsunfähigkeit oder -verlangsamung den normalen Schlaf stören. Letztendlich können aber auch Medikamente, sowohl die gegen die Parkinson-Krankheit als auch andere, den Schlaf beeinträchtigen.

Es gibt ein paar wichtige Regeln zu beachten, wenn es um Schlafstörungen bei Parkinson-Patienten geht. Die wichtigste Regel ist die korrekte Diagnose zu stellen. Die Therapieauswahl hängt entscheidend von der genauen Art der Schlafstörung ab. Es ist ein Mythos, dass ein einziges Schlafmittel die Lösung für alle Formen von Schlafstörungen sein kann. Mehr als nur ein behandelbares Problem kann den Schlaf beeinträchtigen, und in komplexen Fällen führen mehrere Probleme zum Gesamtbeschwerdebild. Zum Beispiel können Depressionen und morgendliches Früherwachen im Zusammenhang mit bestimmten Schlafstörungen auftreten. Die zweite Regel ist, nicht zu zögern, wenn es darum geht, sich in einem Schlaflabor untersuchen zu lassen. Diese einfache Untersuchung, bei der während des Schlafens ein Video aufgezeichnet wird, findet in der Regel das Geheimnis der zugrunde liegenden Schlafstörung und damit eventuell verbundenen motorischen Beschwerden oder Atemstörungen. Nicht selten wird vom Hausarzt oder Neurologen die Dosis eines Schlafmittels weiter und weiter erhöht, anstatt zunächst einmal eine richtige und exakte Diagnose zu stellen, bevor man mit einer Behandlung fortfährt.

Ein weiterer Punkt, der angesprochen werden muss, ist die eingehende Erfassung der Medikamentenliste. Überprüft werden sollten sowohl Parkinson-Medikamente aber auch alle Medikamente, die wegen anderer Erkrankungen und Beschwerden eingenommen werden. Dopamin-Agonisten können bei der Parkinson-Krankheit mit Schlafstörungen in Verbindung gebracht werden, aber in einigen Fällen kann auch L-Dopa zu Müdigkeit oder Schlafstörungen führen. Wir haben Fälle gesehen, bei denen die Dosis von L-Dopa zur Behandlung der zunehmenden Parkinson-Symptome langsam über viele Jahre gesteigert wurde und parallel dazu Müdigkeit und Schläfrigkeit zu einem relevanten Problem wurden. Ramon Rodriguez, ein ehemaliger Assistenzarzt und jetzt Kollege an der Universität Florida, brachte mich einmal in Verlegenheit, als er bei einem von mir über lange Jahre behandelten Patienten mit ausgeprägter Erschöpfung einfach die Medikamente reduzierte. Er beseitigte damit die lähmende Müdigkeit des Mannes, was mich einerseits beschämte, andererseits aber diese wichtige Lektion lehrte, die ich nie wieder vergessen werde.

Insgesamt gibt es fünf Hauptarten von Schlafproblemen, von deren Auftreten Sie Ihrem Arzt berichten sollten:

1- Schlaflosigkeit: Die Unfähigkeit einzuschlafen oder mehr als ein paar Stunden am Stück schlafen zu können.

2- Übermäßige Tagesmüdigkeit: Einschlafen während des Tages, Schlaf-Attacken, Müdigkeit (Medikamente als mögliche Ursache, insbesondere Dopamin-Agonisten und Schmerzmittel).

3- Periodische/Rhythmische Bewegungen im Schlaf: Langsame rhythmische Bewegungen der Beine und Füße während des Schlafens (sichtbar im Video einer Schlaflaboruntersuchung); Restless-Legs-Syndrom = Das Syndrom der unruhigen Beine: Ein inneres Unruhegefühl und Mißempfindungen in den Beinen, die den Betroffenen zwingen, diese zu bewegen, worunter sich die Beschwerden lindern.

4- REM-Schlaf-Verhaltensstörung (REM steht für „rapid eye movements" und bezeichnet die Tiefschlaf-Phase, in der wir träumen): Normalerweise sind im Traumschlaf alle Muskeln erschlafft. Bei der sog. REM-Schlaf-Verhaltensstörung kommt es während lebhafter Träume zum Ausagieren der geträumten Handlungen und Bewegungen, was zu Selbstverletzungen aber auch zu Verletzungen des Bettnachbarn führen kann. Die Standard-Behandlung besteht in der Einnahme eines sogenannten Benzodiazepins (z.B. Clonazepam).

5- Atemstörungen im Schlaf - Die häufigste ist das sogenannte Schlafapnoe-Syndrom, bei dem die Betroffenen selbst gar nicht merken, dass sie Atempausen machen. Dies kann zu häufigem Erwachen während der Nacht führen und beeinträchtigt entsprechend die Schlafqualität.

Eine der am weitesten verbreiteten wie auch herzzerreißensten Geschichten wird dabei meist von den Ehegatten und nicht vom Patienten selbst berichtet. Ehepartner erzählen oft, wie ihre an Parkinson erkrankten Partner Träume ausleben und dabei oft geradezu mit "Verbrechern kämpfen". Dies führt leider gar nicht so selten dazu, dass Parkinson-Patienten im Traumschlaf (REM-Schlaf) versehentlich sogar ihre Ehepartner schlagen. Dies kann verständlicherweise Ehekrisen auslösen oder gar zum Schlafen in getrennten Betten führen. Dabei ist dieses Problem meist gut zu behandeln, indem man vor dem Schlafengehen eine niedrige Dosis eines Medikaments namens Benzodiazepin verordnet (hiervon gibt es verschiedene Substanzen, z.B. Clonazepam, Lorazepam, Diazepam).

Eine weitere herzzerreißende Geschichte handelt von einem Parkinson-Patienten, der seit mehr als zehn Jahren unter extremer Müdigkeit litt. Nach einer einfachen Schlaflaboruntersuchung stellte sich heraus, dass er an einem Schlaf-Apnoe-Syndrom litt. Bei diesem Syndrom hört der Betroffene immer wieder unbewusst auf zu atmen, manchmal sogar mehr als 100x pro Stunde. Dies führt zu einem ständigen Aufwachen und Wiedereinschlafen und damit letztendlich zu einer ausgeprägten Müdigkeit während des Tages. Die Behandlung mit einem sog. CPAP-Atemgerät in der Nacht behebt das Problem in der Regel und beseitigt die Tagesmüdigkeit (CPAP steht für „Continuous Positive Airway Pressure", d.h. das Gerät baut ständig einen positiven Druck in den Atemwegen auf) [19, 60, 61, 62, 63].

Depression und Schlafhygiene
Darüber hinaus sollten Depressionen, Angstzustände oder andere Stimmungsstörungen erkannt und falls nötig behandelt werden, da sie alle zu einer Verschlechterung des Schlafes beitragen können. Viele Menschen wissen nichts von der engen Beziehung zwischen Stimmung und Schlaf, aber Laura Marsh konnte diese in ihrer NIH-Studie nachweisen. Das Aufwachen in den frühen Morgenstunden kann Zeichen einer unbehandelten Depression sein, aber man sollte bedenken, dass dies auch Ausdruck der über Nacht zunehmenden Parkinsonbeschwerden sein könnte, die man mit der Einnahme zusätzliche L-Dopa-Dosen in der Nacht behandeln würde.

Bei der Schlafhygiene handelt es sich um das Erkennen und Behandeln von Verhaltens- und Umweltfaktoren, die den Schlaf beeinträchtigen können. Hier habe ich einige allgemeine

Empfehlungen aufgelistet, die im Laufe der Jahre auch schon vielen Parkinson-Patienten geholfen haben:

- Versuchen Sie sieben oder mehr Stunden pro Nacht zu schlafen

- Mehr als neun Stunden Schlaf pro Nacht können zu einer übermäßigen Tagesmüdigkeit führen

- Vermeiden Sie Alkohol einige Stunden vor dem Schlafengehen

- Reduzieren Sie Koffein (Kaffee, Tee, Softdrinks, Schokolade) nach dem Abendessen und vor dem Schlafengehen

- Schaffen Sie sich einen dunklen und bequemen Schlafplatz

- Vermeiden Sie Fernsehen oder die Nutzung von Laptop, Tablets und ähnlichen elektronischen elektronischer Medien im Bett

- Achten sie auf tägliche, körperliche Bewegung, aber nicht nach dem Abendessen

Geheimnis Nr. 5 – Verschlafen Sie Ihre Probleme

* * *

Kapitel 6: Auch Sucht-ähnliche Symptome können bei Parkinson-Patienten auftreten

"People should watch out for three things: avoid a major addiction, don't get so deeply into debt that it controls your life, and don't start a family before you're ready to settle down."

[Man sollte im Leben auf drei Dinge achten: Werden Sie nicht abhängig, verschulden Sie sich nie so hoch, dass es Ihr Leben kontrolliert und gründen Sie keine Familie, bevor Sie nicht bereit sind, sich irgendwo dauerhaft niederzulassen.]
—James Taylor

Nach der Einführung der L-Dopa-Tabletten zur Behandlung der Parkinson-Krankheit gab es eine kurze Phase, in der medizinische Experten und Patienten glaubten, das Wundermittel sei gefunden. Bis zu diesem Zeitpunkt waren die Patienten die meiste Zeit eingefroren wie Statuen und oft in Pflegeheimen oder Krankenhäusern untergebracht gewesen. Nach der Einnahme der Tabletten konnten sie plötzlich wieder laufen und waren hinsichtlich ihrer Parkinson-Krankheit fast beschwerdefrei. Es dauerte allerdings nicht lange, bis die Wissenschaftler verstanden, dass die L-Dopa-Tabletten nur eine symptomatische Behandlung darstellten, die nicht in der Lage war, das Fortschreiten der Erkrankung aufzuhalten. Nach ein paar Jahren der Behandlung mit L-Dopa würde die Mehrheit der Patienten beginnen Komplikationen zu entwickeln wie beispielsweise ein Nachlassen der Wirksamkeit oder Überbewegungen, die man als Dyskinesien bezeichnet.

Sucht-ähnliches Verhalten und L-Dopa-Therapie
Andre Barbeau veröffentlichte in den frühen bis Mitte der 1970er Jahre eine Reihe von Artikeln, die den Nutzen und die Komplikationen der L-Dopa-Therapie zum Inhalt hatten. Barbeau beschrieb mehrere Patienten mit ungewöhnlichen Nebenwirkungen infolge der Dopamin-Substitutionstherapie. Er berichtete, dass ihm mehr als die Hälfte seiner Patienten, die auf sehr hohe Dosen von L-Dopa (vier bis sechs Gramm pro Tag) eingestellt waren, manisch oder überdreht erschienen. Er beobachtete auch, dass eine Handvoll

von Patienten eine gesteigerte sexuelle Libido oder Persönlichkeitsstörungen entwickelten und bei wichtigen Entscheidungen fehlerhaft urteilten [64, 65, 66, 67, 68].

Punding
Später entdeckten Joe Friedman und Kollegen an der Brown Universität, dass manche Patienten mit L-Dopa auch komplexe, stereotype und nicht zielorientierte Verhaltensweisen aufwiesen [69, 70]. Punding wurde erstmals im Jahr 1972 von G. Rylander bei Patienten mit einer Amphetamin-Überdosierung oder –Vergiftung beschrieben. Das Phänomen des Pundings wurde aber bereits vorher durch den Zweiten-Weltkriegs-Roman "Catch-22" von Joseph Heller allgemein bekannt [71].

Diese Geschichte ist berühmt geworden: „"Catch-22" besagte, dass die Sorge um die Sicherheit angesichts realer unmittelbarer Gefahr als Beweis für fehlerloses Funktionieren des Gehirns zu werten sei. Orr, ein Pilot und eine der Hauptfiguren, war verrückt und konnte fluguntauglich geschrieben werden. Er brauchte nichts weiter zu tun, als ein entsprechendes Gesuch zu machen; tat er dies aber, so galt er nicht länger als verrückt und würde weitere Einsätze fliegen müssen. Orr wäre verrückt, wenn er noch weitere Einsätze flöge, und bei Verstand, wenn er das ablehnte, doch wenn er bei Verstand war, musste er eben fliegen. Flog er diese Einsätze, so war er verrückt, und brauchte nicht zu fliegen; weigerte er sich aber zu fliegen, so musste er für geistig gesund gelten und war daher verpflichtet zu fliegen. Die unübertreffliche Schlichtheit dieses "Catch-22" beeindruckte Yossarian zutiefst und er stieß einen bewundernden Pfiff aus" [72].
—Joseph Heller, Catch-22

Das Oxford English Dictionary definiert die Catch-22-Regel als eine "Aneinanderreihung von Anforderung, bei denen die eine von der nächsten abhängt und die letzte wiederum abhängig von der ersten ist."

In "Catch-22" geht es um einen Piloten im Zeiten Weltkrieg namens John Yossarian, der versucht, den Krieg zu überleben, obwohl er der Catch-22-Regel unterstand. In Kapitel 3 "Havermayer" kehrt

Yossarian von der Krankenstation zurück. Er beobachtete dabei, wie der junge Bombenschütze Orr ein ungewöhnliches Verhalten an den Tag legte.

"Orr [...], der am Tag von Yossarians Rückkehr an dem Ventil bosselte, durch das Benzin in den Ofen fließen sollte, mit dessen Bau er begonnen hatte, während Yossarian im Lazarett lag. "Was machst Du da?" fragte Yossarian behutsam, als er das Zelt betrat, obgleich er sehr wohl sah, was vorging. "Das Ding da hat ein Leck", sagte Orr. "Ich versuche es zu dichten."

"Orr kniete auf dem Boden des Zeltes. Er werkelte, ohne innezuhalten, nahm das Ventil auseinander, legte sorgfältig eines der winzigen Teilchen neben das andere, zählte und musterte sie unablässig, als habe er nie auch nur etwas annähernd Ähnliches gesehen. Dann setzte er die kleine Maschinerie wieder zusammen, ohne dabei Geduld oder Interesse zu verlieren, ohne sich Müdigkeit oder die Absicht anmerken zu lassen, jemals damit aufzuhören". [72]

Dieses Verhalten wird als Punding bezeichnet, und das Phänomen tritt bei einer kleinen Gruppe von Patienten auf, die L-Dopa und manchmal Dopamin-Agonisten einnehmen. „Punding" bezeichnet eine starke Faszination an der ständig wiederholten Manipulation von technischen oder mechanischen Vorrichtungen, am Hantieren mit und Prüfen und Sortieren von Alltagsgegenständen, dem Putzen, Horten, exzessiven Schreiben und sogar übermäßigem nicht gesellschaftlich sanktioniertem Tanzen [69, 70, 71].

Bei der Parkinson-Krankheit können Patienten, die unter Punding leiden, alle möglichen Arten von ungewöhnlichen und sich ständig wiederholenden Tätigkeiten zeigen wie zum Beispiel das Zusammenbauen und Zerlegen von Uhren, Angeln, Malen, Schreiben von E-Mails und Sammeln ausgerissener Zeitungs- und Magazin-Seiten. Versuche, diese stereotypen Verhaltensweisen zu unterbrechen, führen in der Regel zu Ablehnung, Reizbarkeit und Stimmungsschwankungen. Der Betroffene würde sich oft lieber in die Hose machen als seine Tätigkeit zu beenden. Einige Betreuungspersonen sind froh, wenn ihr Patient dieses Verhalten zeigt, da er dann in der Regel sicher, beschäftigt und zufrieden ist.

Punding wurde in der medizinischen Literatur erstmals im Jahr 1972 durch Rylander et al. beschrieben. Joseph Heller schrieb "Catch-22" bereits in den frühen 1950er Jahren, und der Roman wurde 1961 veröffentlicht, also 11 Jahre vor Rylanders Beschreibung. Daher stünde eigentlich dem Roman die wahre medizinische Ehre der Erstbeschreibung dieses Verhaltensphänomens zu. In Hellers Roman ist das Punding die Folge einer Kopfverletzung Orrs, die vom Absatz eines Stöckelschuhs einer italienischen Prostituierten stammte. Bei der Parkinson-Krankheit kann Punding durch L-Dopa-Präparate oder Dopamin-Agonisten ausgelöst werden [71].

Alle Patienten mit Parkinson-Krankheit oder deren Betreuer sollten ihren Arzt darauf aufmerksam machen, wenn unter der Behandlung mit dopaminergen Medikamenten ungewöhnliche Verhaltensweisen auftreten. Ungewöhnliche Verhaltens-weisen einschließlich Punding können durch einfache Anpassungen der Medikamente oder durch Zugabe anderer Wirkstoffe wie Quetiapin, Clozapin oder Stimmungsstabilisierer behandelt werden [19].

Dopamindysregulations-Syndrom
Ein weiteres, seltenes Problem, das unter einer Dopamin-Ersatz-Therapie mit L-Dopa-Präparaten auftreten kann, ist das sogenannte Dopamin-Dysregulations-Syndrom. Andrew Lees und seine Kollegen am Queens Square Krankenhaus in London haben es auch als hedonistisch-homöostatisches Dysregulations-Syndrom bezeichnet [73]. Die Symptome treten selten, bei etwa 1-3 Prozent der Patienten unter Dopamin-Ersatz-Therapie, auf, und die Originalbeschreibungen haben sich nur auf die Präparate Sinemet und Madopar konzentriert. Es wird angenommen, dass es sich um ein Abhängigkeits-Syndrom handelt, da die Patienten ständig ihre Dosierung steigern wollen und dies auch trotz aller negativer Folgen tun. Es wird angenommen, dass diese Medikamente die Belohnungszentren im Gehirn stimulieren, weshalb es schwierig sein kann, als Arzt überhaupt zu diesen Patienten durchzudringen. Die Behandlung besteht in der Anpassung der Medikamente sowie einer kognitiven Verhaltenstherapie und psychologischer Beratung. Ähnlich wie beim Punding können Quetiapin, Clozapin oder ein

Stimmungsstabilisierer bei der Rückkehr zu einem normalen Leben hilfreich sein.

L-Dopa-Präparate sind nicht giftig

Dopamin-Agonisten wurden in den 1990er Jahren als mögliche Alternative oder Begleittherapie zur Dopamin-Ersatz-Therapie (z.B. L-Dopa) eingeführt. Diese Medikamente wurden der Öffentlichkeit mit so werbeträchtigen Argumenten verkauft, wie dass sie möglicherweise das Fortschreiten der Krankheit verlangsamen und im Vergleich zu L-Dopa zu weniger Komplikationen führen würden. Viele der damaligen Behauptungen zu Ungunsten des L-Dopas wurden von einer übermütigen Pharmaindustrie angeheizt, die L-Dopa als tragende Säule der Parkinson-Therapie verdrängen wollten. Die Auswirkungen dieser Anti-L-Dopa-Kampagne waren weltweit spürbar, mittlerweile wurde aber erkannt, dass es unter der Therapie mit Dopamin-Agonisten mehr Nebenwirkungen und mehr Probleme gibt ist und dass L-Dopa ein ausgezeichnetes Medikament zur Behandlung der Parkinson-Krankheit ist.

Viele Parkinson-Patienten und Familienmitglieder wurden durch die anhaltenden Berichte, dass L-Dopa-Präparate wie Sinemet und Madopar das Fortschreiten der Erkrankung beschleunigen könnten, unnötig alarmiert. Viele Neurologen haben daraufhin unnötigerweise die L-Dopa-Dosen reduziert und die Einnahmeintervalle erhöht. Die Berichte wurden auf dem Boden einer nahezu nichtexistenten Datenlage von Studien am Menschen angeheizt.

Patienten und Familien sollten sich bewusst sein, dass die Dopamin-Ersatz-Therapie mit L-Dopa-Präparaten weiterhin die wirksamste und wichtigste Behandlung für die Parkinson-Krankheit darstellt.

Die Dopamin-Ersatz-Therapie ist nicht toxisch und beschleunigt auch nicht das Fortschreiten der Erkrankung. Laura Parkkinen und ihre Kollegen am Queen Square Krankenhaus in London haben das Hirngewebe von 96 verstorbenen Parkinson-Patienten untersucht und mit den klinischen Informationen, einschließlich der Angaben über die Verwendung von L-Dopa, in Beziehung gesetzt. Die Studie ergab, dass beim Menschen die "dauerhafte Anwendung von L-Dopa das Fortschreiten der Parkinson-Krankheit nicht beschleunigt."

In einem begleitenden Leitartikel wiesen auf diesem Gebiet bekannte Neurologen darauf hin, dass es "weiterhin anhaltenden Bedenken gebe, ob L-Dopa für Dopamin-Neuronen giftig wäre und den degenerativen Prozess beschleunige". Die zugrundeliegenden wissenschaftlichen Erkenntnisse bestanden darin, dass L-Dopa der Auto-Oxidation unterliegt und es dabei zur Bildung reaktiver Sauerstoffverbindungen und der Anwesenheit von toxischen Protofibrillen kommt. Als zusätzlicher Beweis wurde ein Experiment herangezogen, bei dem Gehirnzellen mit L-Dopa gemischt und in einer Petrischale kultiviert wurden. Das L-Dopa in der Schale war toxisch für die Zellen des Gehirns. Bis heute blieb die Forschung aber den Beweis für die Toxizität von L-Dopa bei der Behandlung der Parkinson-Krankheit beim Menschen schuldig [74, 75].

Es gibt Beweise aus zahlreichen und unterschiedlichsten Studien aus vielen Ländern. Die aktuellste und berühmteste war die sog. ELLDOPA Studie, die von Stanley Fahn von der Columbia Universität in New York veröffentlicht wurde. Stan ist einer der Begründer der Neurologie moderner Bewegungsstörungen und er schloss aus seinen Ergebnissen, dass sich L-Dopa äußerst positiv auf den Patienten auswirkte und es vielleicht sogar positive anstelle von negativen Auswirkungen auf den Krankheitsverlauf hat [76]. Es gibt nun eine Follow-up-Studie, die in den Niederlanden von Rob de Bie durchgeführt wird, und die wahrscheinlich noch mehr Beweise für die Vorteile der L-Dopa-Therapie erbringen wird.

Kürzlich wurde berichtet, dass Sinemet das am häufigsten verabreichte Medikament bei mehr als 6.000 Patienten ist, deren Langzeitverlauf im Rahmen der „National Parkinson Foundation Quality Improvement Initiative"-Studie, die auch als „Parkinson Outcome Project" bekannt ist, beobachtet wird [77]. Es ist die größte und am längsten laufende Parkinson-Studie, die jemals unternommen wurde. Es zeigte sich in dieser Studie, dass Bewegungsstörungsexperten L-Dopa häufiger als jedes andere Medikament, einschließlich der Dopamin-Agonisten, einsetzen und L-Dopa auch mit zunehmender Erkrankungsdauer häufiger anwenden. Die Patienten sollten alle diese Informationen im

Hinterkopf haben, wenn ein Arzt versucht, ihnen eine L-Dopa-Behandlung auszureden.

Letztendlich bedeutet all dies für Patienten und von der Parkinson-Krankheit Betroffene, dass L-Dopa-Präparate in der Behandlung der Parkinson-Krankheit als sicher und wirksam angesehen werden können. Die Dosierungen und Dosisabstände sollten immer wieder von einem erfahrenen Neurologen oder Hausarzt angepasst werden, um einen maximalen positiven Effekt zu erzielen und die Therapie den jeweiligen Symptome anzupassen. Patienten und Familien sollten beachten, dass das Gerede darüber, dass L-Dopa giftig sei und das Fortschreiten der Erkrankung beschleunige, einer guten Behandlungsstrategie im Wege steht. Wertvolle Minuten in der Arzt-Patienten-Beziehung sollten nicht auf diese Diskussionen verschwendet werden, und Ärzte sollten diese wichtige Therapie nicht unterdosieren, insbesondere nicht bei Patienten mit behandelbaren Symptomen. Kritiker von L-Dopa müssen erst einmal wesentlich überzeugendere und am Menschen gewonnene Daten vorlegen, wenn sie die klinische Praxis verändern möchten. In der Zwischenzeit müssen wir unseren Patienten dadurch helfen, dass wir ihnen die aktuelle Datenlage erklären, die nachdrücklich dafür spricht, dass die L-Dopa-Therapie weder toxisch ist noch das Fortschreiten der Parkinson-Krankheit beschleunigt [19].

Ernsthafte Risiken suchtähnlicher Verhaltensweisen und der Dopamin-Agonisten
Darüber hinaus wissen wir mittlerweile, dass mit der Einnahme von Dopamin-Agonisten ernsthafte Risiken in Verbindung gebracht werden können und dass bei etwa einem von sechs Personen unter dieser Klasse von Medikamenten schwerwiegende Komplikationen auftreten können [78, 79, 80, 81, 82]. Ärzte, Angehörige und Patienten sollten über die potenziellen Risiken von Dopamin-Agonisten Bescheid wissen, bevor man einen Behandlungsversuch mit diesen Medikamenten beginnt. Obwohl die Wirkungen von Agonisten positiv sein können und es für die Mehrheit der Betroffenen ja auch sind, können diese Medikamente, wenn zwanghafte oder impulsive Probleme auftreten, ein zerstörerisches Verhalten derartig anheizen, dass sie ganze Familien ins Chaos stürzen, wie Tony Lang vom Western Hospital in Toronto gezeigt

hat. Tony ist einer der weltweit führenden Experten auf diesem Gebiet und seine Stimme zählt. Wenn Patienten und deren Familien die Risiken von Agonisten kennen, können sie bei deren Auftreten die Therapie schnell beenden oder durch andere Medikamente ersetzen, wenn Probleme auftreten.

Das Auftreten von Störungen der Impulskontrolle als Folge der Verwendung von Dopamin-Agonisten hat sich nicht nur zu einem wichtigen Thema im klinischen Alltag, sondern auch zu einem großen rechtlichen Problem mit mehreren Sammelklagen in verschiedensten Instanzen entwickelt. Dan Weintraub von der Universität von Pennsylvania in Philadelphia hat 3.090 Parkinson-Patienten untersucht, die an 46 Bewegungsstörungs-Zentren in den Vereinigten Staaten und Kanada behandelt wurden. Überraschenderweise fanden Dan und seine Kollegen bei 13,6 Prozent der Patienten Impulskontrollstörungen: Spielsucht bei 5 Prozent, zwanghaftes sexuelles Verhalten bei 3,5 Prozent, Kaufsucht bei 5,7 Prozent, Binge Eating (eine Essstörung, bei der die Betroffenen anfallsweise riesige Mengen an Nahrungsmitteln verschlingen) bei 4,3 Prozent, bei 3,9 Prozent lagen sogar 2 oder mehr der genannten Störungen gleichzeitig vor. Für die Patienten ist es wichtig zu wissen, dass diese Störungen deutlich häufiger bei Patienten, die mit Dopamin-Agonisten behandelt wurden, auftraten, als bei Patienten, die nicht unter Dopamin-Agonisten standen (17,1 Prozent vs. 6,9 Prozent) [81].

Es wurde ein Profil der Menschen erstellt, bei denen die Gefahr für diese Verhaltensstörungen bei Einnahme von Dopamin-Agonisten besonders groß ist. Dan zählte jüngeres Alter, Singledasein, Rauchen und Spielsucht bei Familienangehörigen als Risikofaktoren auf, die bei der Entscheidung über den Beginn einer Agonisten-Therapie beachtet werden sollten [81, 82].

Im Jahr 2007 betreuten Hubert Fernandez, jetzt Chef der Abteilung für Bewegungsstörungen an der Cleveland Klinik, und ich einen medizinischen Doktoranden namens Mike Shapiro. Mike ging später in die Psychiatrie, aber er veröffentlichte einen wichtigen Fachartikel mit dem Titel "Die vier ‚A's des pathologischen Spielens bei der Parkinson-Krankheit: Angst, Wut (englisch: „Anger"), Alter und

Agonisten" Diese Verhaltensstörungen sind also mit dem Gebrauch von Dopamin-Agonisten, jungem Alter, Ängsten und Wut in Verbindung zu bringen [83]. Wir hatten damals leider das fünfte A noch nicht erkannt: Alkohol- oder Drogenmissbrauch in der Vorgeschichte, wie später Valerie Voon, eine Psychiaterin an der Universität Cambridge in Großbritannien nachgewiesen hat [78, 79]. Es ist wichtig, dass Ärzte und Patienten dieses Risikoprofil für die Entwicklung von Störungen der Impulskontrolle kennen und vor der Verschreibung eines Dopamin-Agonisten bei jedem Patienten mit Parkinson-Krankheit abfragen.

Dopamin-Agonisten wurden zunehmend genutzt, um andere Erkrankungen wie das Restless-Legs-Syndrom, Prolaktinome und die Fibromyalgie zu behandeln. Es hat sich nun gezeigt, dass diese Medikamente auch bei diesen Patientengruppen, die nichts mit der Parkinson-Krankheit zu tun haben, zu Impulskontrollstörungen führen können.

Im Jahr 2011 schrieb eine unserer Ausbildungsassistentinnen aus Thailand, Natlada Limotai, einen sehr wichtigen Fachartikel über das Dopamindysregulations-Syndrom, Punding, Störungen der Impulskontrolle und das Dopamin-Agonisten-Entzugssyndrom [84]. Unsere klinische Arbeitsgruppe machte sich zunehmend Sorgen darüber, dass das Problem der suchtähnlichen Verhaltensweisen bei der Parkinson-Krankheit nicht öffentlich wahrgenommen wurde. Jedes Jahr erhielten wir am NPF eine zunehmende Zahl von Briefen von Patienten und Angehörigen, die berichteten, wie sich die Folgen der Einnahme von Dopamin-Agonisten verheerend auf ihr Leben auswirkten. Ich sah in meiner Privatsprechstunde an der Universität Florida die gleichen Probleme zu Tage treten. Ehen wurden geschieden und es gab zu viele Fälle von Hypersexualität, Essattacken, zwanghafter Internet-Nutzung und zwanghafter Nutzung pornographischer Seiten im Internet, als dass man dies dem Zufall hätte zuschreiben können. Zur gleichen Zeit kämpften wir gegen den ernsthaften Widerstand von Neurologen und Allgemeinärzten, die sich weigerten, die Möglichkeit zu akzeptieren, dass bei Parkinson-Patienten Suchtphänome auftreten könnten. Wir haben sehr hart gearbeitet, um einen Fachartikel über unsere neunjährigen Erfahrung zu veröffentlichen und diesen für die allgemeine Öffentlichkeit und die Ärzteschaft zugänglich zu machen. Da wir direkt den Mythos bekämpfen wollten, dass im Rahmen der Parkinson-Krankheit Suchtphänomene nicht auftreten könnten, betitelten wir den Artikel "Suchtähnliche Verhaltensweisen und die Parkinson-Krankheit: die 9-jährige Erfahrung eines einzelnen großen Behandlungszentrums".

Natlada wertete mehr als 1.000 Patientenakten aus und stellte fest, dass acht Prozent der Patienten, bei denen ein Dopamin-Agonist ausgeschlichen worden war, ein Dopamin-Agonisten-Entzugssyndrom (englisch: Dopamine Agonists Withdrawal Syndrome, DAWS) entwickelten, welches in seiner Art dem bei Opiat- und Kokainkonsumenten ähnelte [84]. Das Konzept eines DAWS war erstmalig von Melissa Nirenberg während ihrer Assistenzarztzeit im Bereich Bewegungsstörungen an der Cornell Universität in New York vorgestellt worden. Melissa sammelte die Puzzleteile, die sie letztendlich zu dem Konzept des Entzugssyndroms führten, einfach dadurch, dass sie den Patienten, die mit Beschwerden anriefen, die wie Entzugserscheinungen klangen, zuhörte [85]. Das war eine scharfsinnige und wichtige Beobachtung.

Natlada berichtet, dass etwa ein Prozent ihrer Studienpopulation das Dopamindysregulations-Syndrom hatte, das einer Störung in Verbindung mit der Sucht nach L-Dopa-Tabletten entspricht. Die größte Zahl von Verhaltensstörungen machten in ihrer Studie aber die Impulskontrollstörungen aus, die bei 9 Prozent der Studienteilnehmer auftraten. Die tatsächlichen Zahlen werden dennoch unterschätzt, eine neueste Studie berichtete über 14 Prozent. Wir schlussfolgerten, dass die niedrigen Zahlen nicht echt waren und durch ein mangelndes Bewusstsein für diese Art der Störungen in den ersten neun Jahren der Studie verursacht waren. Wir haben sie einfach übersehen! Interessanterweise wurde Punding sowohl in Kombination mit Impulskontrollstörungen als auch bei Patienten mit Dopamindysregulations-Syndrom gefunden [84]. Wir konnten, wie auch Dan Weintraub, Valerie Voon, Tony Lang und viele andere führende Experten, feststellen, dass die dopaminerge Therapie bei der Parkinson-Krankheit in enger Verbindung zu suchtähnlichen

Verhaltensweisen bei einem überraschend großen Teil der Patienten steht.

Behandlung

Das Reduzieren oder Absetzen der Dopamin-Agonisten sowie das Hinzufügen anderer Medikamente, die Verhaltensstörungen positiv beeinflussen, wurden die beiden tragenden Säulen der Therapie dieser suchtähnlichen Symptome. Psychologische Beratung und kognitive Verhaltenstherapie werden als Therapieansätze empfohlen, diese müssen im Hinblick auf ihre Wirksamkeit aber noch sorgfältig geprüft werden. Einige Arbeitsgruppen haben sogar eine Operation, die Tiefe Hirnstimulation (THS), vorgeschlagen. Das diesem Vorschlag zugrundeliegende Behandlungskonzept besteht darin, dass durch die zusätzliche Anwendung der THS die dopaminergen Medikamente reduziert werden können und sich dadurch die suchtähnlichen Verhaltensweisen unterdrücken lassen.

Eine unserer Medizinstudenten, Sarah Moum, hat vor kurzem die medizinischen Aufzeichnungen von allen unseren Patienten durchgesehen, die eine THS-Operation erhalten hatten. Es gab keine Änderung beim Dopamindysregulations-Syndrom nach einseitiger oder beidseitiger Stimulation an beiden möglichen Zielorten (Nucleus subthalamicus oder Globus pallidus internus). Zwei der sieben Patienten mit Impulskontrollstörungen berichteten, dass ihre Symptome sich gegeben haben, aber es waren post-operativ bei 17 Patienten Impulskontrollstörungen und bei zwei Patienten ein Dopamindysregulations-Syndrom neu aufgetreten. Die Lektion, die wir daraus gelernt haben, ist die, dass Impulskontrollstörungen und das Dopamindysregulations-Syndrom vor einer THS-Operation unbedingt erkannt werden sollten, und dass die THS keine primäre Behandlungsoption ist, sondern die Probleme auslösen kann [86]. Eine Gruppe aus Grenoble, Frankreich, hat unter der Führung von Paul Krack kürzlich eine Methode vorgestellt, wie Patienten mit Impulskontrollstörungen sicherer mit der THS behandelt werden können [87].

Geheimnis Nr. 6: Auch Sucht-ähnliche Symptome können bei Parkinson-Patienten auftreten

* * *

Bewegungsmangel schadet dem guten Befinden eines jeden Menschen, Bewegung und Übung hilft hingegen, dieses zu bewahren und dauerhaft zu erhalten.
—Plato

Viele Jahre bevor wirksame Medikamente für die Behandlung der verschiedenen Symptome der Parkinson-Krankheit entwickelt wurden, empfahlen ein paar Ärzte Bewegung, in Schwung zu bleiben und sich so gut es geht körperlich zu betätigen. Es gibt die Geschichten von den in Krankenhäusern untergebrachten Parkinson-Patienten (vor der L-Dopa-Ära), die gebeten wurden, den Ärzten bei den Visiten den Kurvenwagen zu schieben oder für das Krankenhauspersonal Handtücher zu falten. Frühe Beobachtungen über Verbesserungen von Parkinson-Patienten nach körperlicher Betätigung haben zu der Überzeugung beigetragen, dass Bewegung förderlich sein kann. Seit Jahren sage ich daher den Patienten in meiner eigenen Praxis, dass Bewegung einem „Medikament" gleichkommt und dass ein tägliches Dehnungs- und Übungsprogramm von erheblichem Nutzen sein kann. Ich habe auch bemerkt, dass Patienten, die in der Stunde vor ihrem Termin bei mir Krankengymnastik hatten, meist fröhlicher und optimistischer wirkten. Obwohl ich persönlich sehr an das körperliche Training für Parkinson-Patienten glaube, fehlte aber bis vor kurzem eine verlässliche, wissenschaftlich fundierte Begründung, es zu verschreiben.

Die wissenschaftliche Grundlage für das Bewegungstraining
Michael Zigmond, Professor an der Universität Pittsburgh und ein renommierter Neurowissenschaftler, ging der Frage nach, ob ein Bewegungstraining neuroprotektive oder sogar krankheitsmodifizierende Wirkungen bei Parkinson-Patienten hat. Mike wirkte maßgeblich an der Vernetzung von Klinikern und Forschern mit, um dieses Arbeitsgebiet nach vorne zu bringen, und er war an vielen der ersten Experimente beteiligt. Seine Gruppe untersuchte die Auswirkungen eines Bewegungstrainings in einem

6-Hydroxydopamin-Tiermodell der Parkinson-Krankheit. Wenn Mike die Tiere zwang zu trainieren, sah er, dass das Training ihre Anfälligkeit verringerte, Symptome der Parkinson-Krankheit zu entwickeln. Mike spekulierte, dass das Bewegungstraining bestimmte Substanzen im Gehirn, die man als Wachstumsfaktoren bezeichnet, ansteigen ließ und dass diese Wachstumsfaktoren die Gehirnzellen vor dem Untergang schützten [88, 89].

Beth Fisher, Giselle Petzinger und Kollegen an der Universität von Südkalifornien in Los Angeles haben die Forschungen über das körperliche Training bei der Parkinson-Krankheit vom Tiermodell auf den Menschen übertragen. Sie veröffentlichten einen Artikel in der Fachzeitschrift „Archives of Physical Medicine and Rehabilitation" und stellten eine Studie mit dem Ziel vor „vorläufige Daten über den Effekt von intensivem körperlichem Training auf die funktionelle Leistungsfähigkeit von Menschen mit Parkinson-Krankheit zu erheben". Sie wollten auch festzustellen, ob eine verbesserte Leistungsfähigkeit mit positiven organischen Veränderungen im Gehirn einhergeht. Die Ergebnisse zeigten eine leichte Verbesserung auf der Bewegungsskala der Parkinson-Krankheit (genannt UPDRS). Körperliches Training mit hoher Intensität brachte dabei die größten Vorteile. Die Ergebnisse sprachen dafür, dass körperliches Training die Symptome verbessern kann, insbesondere wenn es intensiv betrieben wird. Diese Studie hat zusammen mit einigen anderen neuen Studien die klinische Praxis insofern verändert, dass die meisten Bewegungsstörungsexperten ihren Patienten jetzt raten, jeden Tag zu trainieren [90, 91].

Große Studien sind notwendig, um herauszufinden, ob die symptomatischen Vorteile der Bewegungstherapie auch zu einer Abnahme von Stürzen führen. Zum Glück stehen viele Studien zu diesem Thema entweder kurz vor der Fertigstellung oder kurz vor der Veröffentlichung. Dazu gehört auch eine Studie von Daniel Corcos, Christopher Hass und David Vaillancourt, die die Auswirkungen des Krafttrainings bei der Parkinson-Krankheit untersucht haben. Darüber hinaus sind mehrere andere Studien, davon sogar eine im „New England Journal of Medicine", veröffentlicht worden, die Tai Chi als eine Behandlung für Gleichgewichsprobleme anpreisen [92, 93].

Anke Snijders und Bastiaan Bloem berichteten kürzlich in einem Fallbericht im „New England Journal of Medicine" über einen außergewöhnlichen Parkinson-Patienten. Der Fallbericht beinhaltete ein eindrucksvolles Video, das einen Parkinson-Patienten im Spätstadium der Erkrankung mit schwerer Gangstörung und Freezing zeigte. Der Patient hatte seit vielen Jahren die Parkinson-Krankheit, aber er berichtete, dass er jeden Tag mindestens sechs Meilen in den Bergen wandern oder Fahrradfahren würde. Dies fand Dr. Bloem „sehr interessant". [94, 95]

Eine wichtige Sache, die ich selber in den vielen Jahren, seit denen ich Parkinson-Patienten betreue, gelernt habe, ist das zu glauben, was ein Parkinson-Patient sagt. Bloem und Kollegen haben richtig daran getan, diese Geschichte zu verfolgen und zu überprüfen. Auf ihren dramatischen Bericht folgte eine weitere Beobachtung von Jay Alberts, Professor vom Georgia Technologieinstitut und später der „Cleveland Clinic Foundation". Jay hatte gezeigt, dass Tandem-Fahrrad-Fahren und vorgegebene Bewegungen bei der Parkinson-Krankheit helfen können [96]. Seine Überlegungen wurden durch eine Tandem-Fahrradfahrt mit einem Parkinson-Patienten auf dem Rücksitz angestoßen. Eigentlich hatte er diese Radtour nur für den guten Zweck unternommen, und sie führte ihn durch ganz Iowa. Die Parkinson-Beschwerden des Patienten, mit dem er das Tandem fuhr, besserten sich deutlich. Jay arbeitete am Georgia Technologieinstitut als ich an der Emory Universität in Atlanta war, und zufälligerweise untersuchten wir beide den gleichen Patienten, allerdings im Rahmen verschiedener Studien. Mein Studienprotokoll war ein großer Reinfall. Jays Studienprotokoll dagegen führte ihn auf eine strapaziösen Reise durch Iowa und dabei zu einem wichtigen Durchbruch in der Bewegungs-Forschung bei der Parkinson-Krankheit.

Warum führt Radfahren zu einer Verbesserung der Symptome? Warum konnte Bloems Patient zwar Fahrrad fahren, aber nicht normal gehen? Die Antworten bleiben zwar weiterhin unklar, aber viele Experten glauben, dass die Antwort tief im Gehirn innerhalb einer Gruppe von hoch komplexen, miteinander vernetzten Strukturen (d.h. den Basalganglien) liegt. Dieses Netzwerk von Strukturen ermöglicht die Feineinstellung von Bewegungsabläufen, Stimmung und Denken. Die Funktionsweise der Basalganglien bleibt eines der größten Geheimnisse des Menschen. Wir glauben, dass diese Systeme wie erweiterte Daten-Prozessoren funktionieren und dafür sorgen, dass komplexe Hirnfunktionen moduliert und Informationen gefiltert und sortiert werden. Vielleicht waren es die Basalganglien selbst, die dem von Bloem beschriebenen Mann zwar das Fahrradfahren, aber nicht das Gehen ermöglichten.

Als Alternative könnten die Basalganglien durch andere Systeme des Gehirns ersetzt worden sein, um ihm seine erstaunliche Fahrradfahrt zu erleichtern. Basalganglien-Erkrankungen (z.B. Parkinson oder anderen Bewegungsstörungen) sind dafür bekannt, dass sie durch Stress und Angst (z.B. Schlafentzug oder Eheprobleme) verschlechtert werden. Sie sind aber auch dafür bekannt, dass ihre Funktion durch positive Stimmung, Bewegung, visuelle oder andere Signale sowie viele weitere nicht-medikamentöse und nicht-chirurgische Maßnahmen (z.B. Tai Chi) verbessert werden kann. Wir müssen mehr darüber herausfinden, wie die Basalganglien funktionieren, und wir müssen versuchen zu verstehen, wie wir das Potential der Bewegungstherapie besser nutzen können [97].

Bloem stellte kürzlich in einem Interview mit der „New York Times" klar, dass er „nicht dafür plädiere, dass Parkinson-Patienten auf ihre Fahrräder steigen und auf viel befahrenen Straßen fahren". Er erklärte, dass die Patienten Hilfe beim Aufsteigen auf ein Fahrrad benötigen und dass sie Schwierigkeiten haben können, an einer Ampel plötzlich anhalten zu müssen. Daher sollten Sie in sicheren Gegenden fahren. Er empfahl, dass die Patienten ein Dreirad, einen Heimtrainer oder einen Rollentrainer benutzen – ein Gerät, das Straßenfahrräder in feststehende verwandelt. Er führte auch aus, dass für mache Patienten das „Radfahren eine Gelegenheit biete, für einige Zeit frei von Beschwerden zu sein und gleichzeitig ein echtes Herz-Kreislauf-Training zu absolvieren, selbst wenn ihre Krankheit ist so weit fortgeschritten ist, dass sie sonst nicht mehr alleine gehen können".

Die Beobachtungen Bloems mögen interessant sein, aber ich warne alle Patienten mit der Parkinson-Krankheit davor, es zu überstürzt zu versuchen. Denken Sie daran, Bloem stammt aus den Niederlanden, wo fast jeder sein Leben lang Fahrrad fährt. Plötzliches Einfrieren, Gleichgewichtsstörungen und andere komplexe Probleme können zu Stürzen und schweren Verletzungen führen. Am besten lassen Sie sich von Ihrem Arzt oder Krankengymnasten beraten, und wenn Sie sich entscheiden, auf Ihrem neuen Fahrrad in den Sonnenuntergang zu radeln, tun Sie es zusammen mit einem Freund und einem Helm auf dem Kopf.

Das „National Parkinson Foundation Center of Excellence" in den Niederlanden wird von Bloem und Martin Munneke geleitet. Sie führten dort das „ParkinsonNet"-Konzept ein. Das „ParkinsonNet" sollte die Rahmenbedingungen für eine grundlegende Veränderung in der Betreuung von Parkinson-Patienten schaffen. Dieses Konzept ist leistungsfähig und könnte leicht modifiziert auch in andere Regionen und Länder exportiert werden. Die Idee ist einfach: Parkinson-Patienten werden durch ein integriertes Netzwerk (das geographisch über ein Land verteilt sein kann) betreut, welches den Patienten auf einfache Art und Weise fachübergreifende Informationen und Hilfe anbietet. Bloem und Munneke führten eine Studie mit fast 700 Patienten innerhalb von kommunalen Krankenhäusern durch. Die Patienten wurden entweder innerhalb des „ParkinsonNet" oder in der üblichen Art und Weise betreut und so über sechs Monate nachbeobachtet. Die erklärten Ziele der Autoren waren „(a) die Umsetzbarkeit dieser neuen Betreuungsform innerhalb des Gesundsheitssystems zu untersuchen; (b) die Auswirkungen der Betreuung durch das „ParkinsonNet" anhand der gesundheitlichen Verbesserung der Patienten zu untersuchen und (c) den Einfluss dieser neuen Form der Gesundheitsversorgung auf die öffentlichen Kosten im Gesundheitswesen zu abzuschätzen". Obwohl sich der primäre Endpunkt (ein patientenspezifischer Index genannt PSI-PD) zwischen den Gruppen nicht unterschied, brachte die Betreuung durch das „ParkinsonNet" eine höhere Betreuungsqualität bei gleichzeitiger Reduktion der öffentlichen Gesundheitsausgaben [98, 99, 100, 101].

Krankengymnastik ist die beliebteste und am weitesten verwendete Form der aktivierenden Therapien für die motorischen Probleme und Bewegungseinschränkungen bei der Parkinson-Krankheit. In der Tat hat die Anzahl veröffentlichter Studien über Physiotherapie und körperliche Trainingsmaßnahmen bei der Parkinson-Krankheit in den letzten Jahren um das 5fache zugenommen. Spannende Erkenntnisse aus Studien zu Trainingseffekten bei Tieren zeigen neuroplastische Veränderungen und sogar krankheitsmodifizierende Wirkungen. Mehrere klinische Studien haben Hinweise darauf geliefert, dass die Physiotherapie sowohl die motorische Leistungsfähigkeit als auch die Lebensqualität erheblich verbessern kann. Leider haben diese Erkenntnisse bislang keine Konsequenzen für die Grundversorgung nach sich gezogen und wir benötigen noch mehr Studien, um zu erreichen, dass Trainingsprogramme zum internationalen Standard werden.

Bereits heute wird in Arztpraxen überall auf der Welt, die Parkinson-Patienten betreuen, immer häufiger körperliches Training verordnet. Die Studienlage scheint sich in Richtung eines positiven Effektes zu bewegen, aber es sind weitere Studien erforderlich. Diese Studien werden hoffentlich zeigen, 1) welche Art von Training notwendig ist, und 2) mit welcher Intensität und 3) mit welcher Häufigkeit die besten Ergebnisse erzielt werden. Obwohl viele Ärzte sogar glauben, dass die Verordnung von körperlichem Training früh im Verlauf der Parkinson-Krankheit krankheitsmodifizierende oder neuroprotektive Wirkung haben könnte, bleibt diese Annahme bislang unbewiesen. Körperliches Training scheint sowohl im Hinblick auf die motorische und nicht-motorische Leistungsfähigkeit als auch allgemeine gesundheitliche Vorteile zu bieten. Es ist daher sinnvoll, ein tägliches Übungsprogramm in Betracht zu ziehen, aber denken Sie daran, solange Sie dabei nicht ins Schwitzen kommen, zählt es wahrscheinlich nicht!

Geheimnis Nr. 7: Körperliches Training verbessert die Hirnfunktion

* * *

"I have a favorite cemetery I go to, because it's really clean and the doctors and nurses are all very nice."

[Ich habe einen Lieblingsfriedhof, auf den ich gehe, weil er wirklich sauber ist und die Ärzte und Krankenschwestern dort sind alle sehr nett.]
— Jarod Kintz

Vor einigen Jahren beunruhigte uns eine Zahl von Patientenberichten über negative Krankenhaus-Erfahrungen. Wir entschieden uns damals, diese Probleme innerhalb des internationalen Netzwerks der „National Parkinson Foundation"-Exzellenzzentren zu untersuchen. Unsere Ergebnisse waren erschütternd.

Krankenhausaufenthalte bei Parkinsonpatienten
Unsere Arbeitsgruppe veröffentlichte eine Serie von drei Fachartikeln, die sich dem Erkennen von Problemen und der Verbesserung der Betreuung von hospitalisierten Parkinson-Patienten widmeten. In der ersten Arbeit gaben wir einen Literaturüberblick und versuchten Praxislücken beim Patientenmanagement des hospitalisierten Parkinson-Patienten zu identifizieren [102]. Wir waren an allgemeinen Fragen bezüglich des Krankenhausaufenthaltes interessiert, da viele Experten berichtet hatten, dass ihre Parkinson-Patienten in der Regel häufiger ins Krankenhaus eingewiesen wurden und dann meist länger stationär blieben als die Allgemeinbevölkerung. Unsere Arbeitsgruppe wertete hierzu die Publikationen der letzten 40 Jahre aus. Die meisten Fachartikel berichteten, dass motorische Störungen einen ursächlichen Faktor für die häufigeren Krankenhausaufnahmen und Komplikationen ausmachten [103, 104].

Allerdings wurden oft auch andere Ursachen als Grund für einen Krankenhausaufenthalt angegeben. Dazu gehörten motorische Komplikationen, eingeschränkte Beweglichkeit, mangelnde Compliance, unsachgemäßer Einsatz von Neuroleptika (Dopamin-

Blocker), Stürze, Knochenbrüche, Lungenentzündungen und andere ernsthafte medizinische Probleme. Wir konnten viele relevante Gründe identifizieren und davon wären viele vermeidbar gewesen oder die zugrundeliegenden Ursachen könnten in Zukunft verbessert werden. Medikamente, Dosierungen und spezifische Dosierungsschemata waren entscheidende Faktoren für eine erfolgreiche Behandlung von Parkinson-Patienten im Krankenhaus, aber es war unklar, ob sich das Krankenhauspersonal dieser Tatsache bewusst war.

Es fehlten Mitarbeiterschulungen hinsichtlich der Parkinson-Medikamente und des Medikamenten-Managements, und es gab kaum Hinweise in der Literatur, dass eine frühzeitige Mobilisierung und die Prävention von Aspirationspneumonien entscheidende Maßnahmen waren, trotz der Tatsache, dass Aspirationspneumonien die Todesursache Nummer eins bei der Parkinson-Krankheit waren. Wir folgerten daraus, dass dringend Weiterbildungsprogramme, Empfehlungen und Richtlinien benötigt werden und dass diese Leitlinien wahrscheinlich Leben retten könnten und gleichzeitig eine Kostenersparnis für das Gesundheitswesen ermöglichen und die Prognose verbessern würden.

Das Management des Patienten im Krankenhaus
In unserer zweiten Arbeit brachten wir die derzeitigen Praktiken und Meinungen zum Management von Parkinson-Patienten im Krankenhaus innerhalb unseres weltweiten Netzwerkes von 54 „National Parkinson Foundation (NPF)"-Zentren in Erfahrung [105]. Wir baten jedes unserer Zentren, einen Online-Fragebogen zur Hospitalisierung von Patienten mit Morbus Parkinson auszufüllen. Diese Zentren gehörten zu einer elitären Gruppe von Parkinsonfachkliniken und -Ambulanzen auf der ganzen Welt und 43 von ihnen tragen die renommierte und nur schwer zu erreichende Bezeichnung „Center of Excellence" (Exzellenzzentrum). Viele dieser Zentren zeigten sich ernsthaft besorgt über die Qualität der parkinsonspezifischen Betreuung ihrer Patienten während eines normalen Krankenhausaufenthaltes. Die größte Sorge betraf die Fortführung des ambulant erstellten Medikamenten-Zeitplans und den Mangel an Einsicht und Kenntnis des Krankenhauspersonals

über Medikamente, die die Parkinson-Krankheit verschlechtern können.

Überraschenderweise hatten nur wenige NPF-Exzellenzzentren eine Strategie mit ihrem Partner-Krankenhaus festgelegt, die sicherstellte, dass der zuständige Parkinson-Arzt sofort benachrichtigt wurde, wenn einer seiner Patienten ins Krankenhaus eingeliefert wurde.

Schockierenderweise benachrichtigten in der Regel die Patienten selbst oder deren Familienmitglieder den Arzt über die Krankenhausaufnahme. Über ein Drittel der Zentren berichtete, dass sie erst dann von einer Aufnahme in einem anderen Krankenhaus erfahren, wenn ihre Patienten zum nächsten Routinetermin erscheinen. Diese Termine lägen dann zeitlich oft viele Monate nach der Entlassung. Eine kurzfristigere Terminvereinbarung war in den meisten Ambulanzzentren nicht möglich. Geplante Operationen, Stürze, Knochenbrüche, Infektionen und Verwirrtheitszustände wurden als häufige Gründe für einen Krankenhausaufenthalt identifiziert.

Wir schlossen daraus, dass die Einbeziehung eines Parkinson-Spezialisten oder zumindest eines Neurologen notwendig ist, wenn Patienten ins Krankenhaus eingeliefert werden. Schulungen für Krankenhauspersonal und Ärzte zum Management von Parkinson-Patienten, zu Komplikationen und über zu vermeidende Medikamente sind entscheidend und müssen auf den Weg gebracht werden. Am wichtigsten ist es aber, den Zugang zu den ambulanten Betreuungsangeboten zu verbessern, um Krankenhausaufnahmen zu vermeiden.

Risikofaktoren für einen Krankenhausaufenthalt
Im dritten und wichtigsten Fachartikel haben wir versucht, bei den Parkinson-Patienten, die wir im Rahmen unserer „NPF-Qualitätsverbesserungs-Initiative" regelmäßig verlaufsuntersuchen, Risikofaktoren für eine notfallmäßige Aufnahme ins Krankenhaus zu identifizieren. Die Initiative nahm sich ein ähnliches Projekt von Gerry O'Connor am Dartmouth Health Outcomes Zentrum zum Vorbild. Gerry hatte diese verrückte, aber geniale Idee einmal im Jahr für jeden Patienten mit Mukoviszidose ein Datenblatt

auszufüllen und anhand dieser Daten zu bewerten, wie die Behandlungszentren im Vergleich zueinander abschnitten, um so die besten Behandlungskonzepte zu identifizieren. Die meisten führenden Wissenschaftler sahen diesen Ansatz als eine Verschwendung von Zeit, Energie und Geld an. Diese Datensammlung machte sich jedoch mehr als bezahlt und die Erkenntnisse, die innerhalb des landesweiten Netzwerks der Mukoviszidose-Zentren gewonnen wurden, haben letztlich dazu geführt, dass die durchschnittliche Lebenserwartung eines Mukoviszidose-Patienten um 10 Jahre (von ca. 28 auf 38 Jahre) gestiegen ist.

Joyce Oberdorf, die Vorstandsvorsitzende der „National Parkinson Foundation", stellte Gerry O'Connor an, um das gleiche Studienprogramm zu wiederholen, diesmal allerdings zusammen mit unseren Experten für die Behandlung der Parkinson-Krankheit. Joyce stellte ein junges Talent und Datengenie von der Harvard Universität und der Cornell Universität namens Peter Schmidt ein. Peter brannte nach einer erfolgreichen Karriere als Investmentbanker darauf, Menschen zu helfen. Peter verstand es gemeinsam mit Andy Siderowf von der Universität von Pennsylvania, Mark Guttman aus Markham in Toronto und John Nutt von der Universität von Oregon eine Gruppe von skeptischen klinischen Wissenschaftlern dazu zu bringen, sich in der „NPF-Qualitätsverbesserungs-Initiative" zu engagieren [77].

Die ersten Daten dieser Initiative umfassten 3.060 Patienten und erschreckende 1016 (also 33 Prozent) von ihnen mussten bereits innerhalb des ersten Jahres notfallmäßig in ein Krankenhaus aufgenommen werden. Davon wurden wiederum 49 Prozent bereits im folgenden Jahr erneut notfallmäßig aufgenommen. Diejenigen, die nicht im ersten Jahr der Studie ins Krankenhaus eingeliefert wurden, hatten ein 25prozentiges Risiko für eine Krankenhausaufnahme während des zweiten Jahres.

Die Daten der Studie wurden von unserem jungen australischen Ausbildungsassistenten, Anhar Hassan gesammelt, der jetzt an der Mayo Klinik in Rochester, Minnesota, arbeitet. Die Tatsache, dass Parkinson-Patienten sehr häufig im Krankenhaus aufgenommen werden (gezählt wurden Vorstellungen in oder Aufnahmen über die Notfallambulanz) hat uns überrascht und wachgerüttelt. Die Häufigkeit dieser Krankenhausaufenthalte korrelierte mit dem Fortschreiten der Erkrankung, einer höheren Zahl von Begleiterkrankungen (z. B. Bluthochdruck, Herzkrankheiten, Lungen-erkrankungen, etc.) und dem schlechteren Abschneiden in einem einfachen, motorischen Test („Timed up and go test": Gemessen wird dabei die Zeit, die die Testperson benötigt, um aus dem Sitzen aufzustehen, eine Strecke von 10 Meter hin- und herzugehen und sich wieder hinzusetzen). Die Lebensqualität derjenigen, die ins Krankenhaus eingeliefert worden waren, war schlechter und - wenig überraschend – es zeigte sich auch eine höhere Belastung bei den Betreuungspersonen. Genau wie in O'Connors Studie zur Mukoviszidose waren einige Zentren besser als andere, was darauf hindeutete, dass es Wege für eine bessere Versorgung und die Vermeidung notfallmäßiger Krankenhausaufnahmen gibt.

Medikamente, die bei der Parkinson-Krankheit vermieden werden müssen
Sowohl innerhalb als auch außerhalb des Krankenhauses ist es wichtig zu wissen, welche Medikamente bei Parkinson-Patienten gemieden werden sollten. Ein guter Freund von mir und sehr erfahrener Facharzt für Neurologie Ed Steinmetz aus Ft. Meyers, Florida, zeigte mir eine Liste solcher Medikamente, die vor kurzem im „Public Citizen Newsletter" (Anm. des Übersetzers: Informationsblatt einer öffentlichen Verbraucherschutzgesellschaft in den USA) veröffentlicht worden war. In dieser Liste stand jedes Medikament, welches – gesichert oder ungesichert - bislang mit zumindest einem Symptom der Parkinson-Krankheit oder des Parkinson-Syndroms in Verbindung gebracht worden war. Patienten und Angehörige, die mit einem einfachen "Medikamentenlisten-Ansatz" konfrontiert werden, kommen fälschlicherweise zu dem Trugschluss, dass die meisten Medikamente schlecht für die Parkinson-Krankheit sein könnten, oder noch schlimmer, dass jedes Medikament Parkinson verursachen kann. Dieses Konzept ist aber grundsätzlich falsch. Auch wenn der Ansatz gut gemeint war, muss er doch noch einmal grundlegend überarbeitet werden, da die

Parkinson-Krankheit viel zu komplex ist, als dass man sie in Form einer einfachen Liste abhandeln könnte.

Es ist bekannt, dass Medikamente, die am Dopamin-Rezeptor blockierend wirken, Parkinson verschlechtern, wohingegen die Dopamin-Substitutionstherapie (mit L-Dopa, z.B. Sinemet, oder Dopamin-Agonisten) die Symptome bessert. Eines der großen Probleme, unter denen viele Parkinson-Patienten leiden, sind Psychosen (Halluzinationen, Illusionen und Verhaltensänderungen wie Paranoia). Wie kann man nun gleichzeitig eine Dopamin-Ersatztherapie, die in einigen Fällen Psychosen auslösen kann, zusammen mit einem Dopamin-Blocker zur Linderung der Psychose kombinieren? Werden die Medikamente sich gegenseitig aufheben?

Es gibt zwei Dopamin-Blocker, die die Dopamin-Ersatztherapie in ihrer allgemeinen Wirkung nicht aufheben und daher die Parkinson-Beschwerden nicht merklich verschlechtern. Einer ist Quetiapin (Seroquel, Quetiapin-Generika) und der andere ist Clozapin (Leponex, Clozapin-Generika). Clozapin ist das stärkere der beiden Medikamente, aber es erfordert wöchentliche Blutbildkontrollen. Andere klassische dopamin-blockierende Wirkstoffe, die auch als Neuroleptika bezeichnet werden (z.B. Haldol), verschlechtern dagegen die Parkinson-Krankheit. Jeder Parkinson-Patient und jeder Arzt sollten daher diese beiden Medikamente kennen, die die bevorzugte Behandlung für Psychosen bei Parkinson im ambulanten wie stationären Bereich darstellen.

Patienten wissen möglicherweise nicht, dass einige gängige Medikamente zur Behandlung von Kopfschmerzen oder Übelkeit ebenfalls Dopamin blockieren und damit die Parkinson-Krankheit verschlechtern oder sogar zu einem Parkinson-Syndrom (parkinsonähnlichen Symptomen) führen können. Zu diesen Medikamenten gehören Metoclopramid (Paspertin), Promethazin (Atosil) und außerhalb von Deutschland Prochlorperazin (Compazine). Diese Medikamente sollten gemieden werden. Auch Arzneimittel, die die Dopaminspeicher entleeren wie z. B. Reserpin und Tetrabenazin können die Parkinson-Krankheit verschlechtern und sollten weitestgehend vermieden werden. Ersatzmedikamente, die nicht zu einer Verschlechterung führen, können verwendet werden, und dazu gehören Ondansetron (Zofran) gegen Übelkeit und Erythromycin oder Domperidon (Motilium) für die Magen-Darm-Motilität. Domperidon ist in den USA nicht erhältlich, kann aber in spezialisierten Apotheken auf Anfrage hergestellt werden.

Antidepressiva, Anxiolytika (angstlösende Medikamente), Stimmungs-stabilisierer, Schilddrüsenhormone und Antihypertensiva (Blutdrucksenker) sind im Allgemeinen sicher und verschlechtern die Parkinson-Krankheit nicht. Sie erscheinen leider trotzdem häufig auf Listen, einschließlich der von der „Public Citizen" herausgegebenen, aber lassen Sie sich davon nicht in die Irre führen. Gelegentlich gibt es Reaktionen, die zu einer Verschlechterung der Parkinson-Krankheit führen, aber diese sind sehr selten. Das größere Problem sind Arzneimittelwechselwirkungen. Die in den USA am häufigsten auftretenden Arzneimittelwechselwirkungen bei der Parkinson-Krankheit entstehen durch die Kombination eines MAO-B-Inhibitors (Seleglin, Rasagilin, Azilect, Xilopar, etc.) mit dem Schmerzmittel Pethidin (Dolantin).

Auch MAO-A-Hemmer (z.B. Moclobemid, Trancylpromin) sollten nicht mit Antidepressiva zusammen eingenommen werden, da es unter der Kombination eines Antidepressivums mit einer anderen Klasse von Medikamenten in ausgewählten Fällen zu einem „serotonergen Syndrom" (= erhöhte Herzfrequenz, Zittern, Schwitzen, große Pupillen, zuckende Muskeln und hyperaktive Reflexe) kommen kann. MAO-B-Hemmer sind in fast allen Fällen, auch wenn sie gleichzeitig mit Antidepressiva eingenommen werden, sicher, dennoch fürchten viele Apotheker die potenziellen Wechselwirkungen und weigern sich die Medikamente auszugeben. Diese Weigerung sollte von Ihrem Arzt in Frage gestellt werden.

Der Ansatz, eine Negativ-Liste für Medikamente bei der Parkinson-Krankheit und Parkinson-Syndrome zu erstellen, benötigt eine kritische Überarbeitung. Ein revidierter Ansatz sollte die Komplexität der Parkinson-Krankheit berücksichtigen und die Tatsache hervorheben, dass die meisten Medikamente auf Anraten eines erfahrenen Arztes und unter Berücksichtigung einiger weniger Ausnahmen bei der Parkinson-Krankheit und Parkinson-Syndromen sicher und wirksam angewendet werden können. Dies gilt genauso für viele der rezeptfrei erhältlichen Tabletten, die mit dem Hinweis „nicht für den Einsatz bei der Parkinson-Krankheit" versehen sind [19].

Die „Aware in Care"-Kampagne
Die NPF nutzte die Informationen aus den Krankenhausaufenthalten und Negativ-Listen, um ihre Anstrengungen hospitalisierten Parkinson-Patienten zu helfen, zu verstärken. Das Problem, auf das die NPF immer wieder traf, war die Tatsache, dass die Parkinson-Patienten nicht darauf vertrauen konnten, dass jedem Krankenhaus und jeder Klinikmitarbeiterin bekannt ist, was bei der Parkinson-Erkrankung hilft und was vielleicht eher schadet. Die Idee war, ein Klinikpaket zu erstellen, ähnlich dem Klinikkoffer, den jede schwangere Frau im letzten Schwangerschaftsdrittel fertig gepackt bereitstehen hat. Der Klinikkoffer enthält alles, was Sie brauchen, um einen Krankenhausaufenthalt zu überstehen.

Der Klinikkoffer sollte groß genug sein, dass Sie Ihre Medikamente sowie einige weitere wichtige Elemente drin verstauen können:

1-   Ein Krankenhaus-Aktionsplan bietet Tipps, wie Sie sich auf den nächsten Besuch im Krankenhaus vorbereiten können

2-   Ein Armband, das Sie als Parkinson-Patienten ausweist

3-   Ein Notfallausweis

4-   Ein Plan mit Ihrem aktuellen Medikamentenschema

5-   Ein Merkblatt zur Parkinson-Krankheit, das dem Krankenhauspersonal übergeben wird und in Ihrer Patientenakte verwahrt wird

6-   „Ich habe Parkinson"-Erinnerungszettel, um das Krankenhauspersonal zu informieren

7-   Eine Dankeschön-Karte für den Mitarbeiter, der sich am meisten um eine qualitativ hochwertige Parkinson-Versorgung bemüht hat.

Der Klinikkoffer unterstreicht die simple Botschaft, dass Parkinson-Patienten jedes ihrer Medikamente immer pünktlich einnehmen müssen und dass viele in der Klinik gängige Medikamente die Parkinson-Krankheit verschlechtern können.

Folgende Geheimnisse können helfen, Ihren Krankenhausaufenthalt kurz zu halten und Ihren Gesundheitszustand zu verbessern:

- Fehler im Krankenhaus zu vermeiden kann Leben retten.

- Sie und Ihre Familie sollten die Rolle eines „Fürsprechers" übernehmen.

- Sie und Ihre Familie müssen alle Mitarbeiter und Ärzte weiterbilden, mit denen Sie in Kontakt kommen.
- Sie müssen immer wieder betonen, dass Parkinson-Patienten jedes ihrer Medikamente pünktlich einnehmen müssen.
- Sie müssen die Mitarbeiter und Ärzte informieren, dass sich die Symptome der Parkinson-Krankheit durch Schlafentzug, Stress, Infektionen und Narkosen/Operationen verschlechtern können.
- Seien Sie auch auf ungeplante Krankenhausaufenthalte vorbereitet, da die Studiendaten zeigen, dass es bei der Parkinson-Krankheit früher oder später dazu kommen wird.

Geheimnis Nr. 8 – Seien Sie auf einen Krankenhausaufenthalt vorbereitet

* * *

'There's no need for fiction in medicine,' remarks Foster... 'for the facts will always beat anything you fancy.'

[„Es gibt keinen Bedarf für Fiktionen in der Medizin", bemerkt Foster ... „Die Fakten werden immer das schlagen, was Sie sich einbilden."]
— Sir Arthur Conan Doyle

Die erste Frage, die ein Patient stellt, wenn er in meinem Sprechzimmer ist, dreht sich fast immer um seine Symptome. Die letzte kommt dagegen meist aus tiefstem Herzen und betrifft die Forschung: „Herr Doktor, wie ist der Stand der Forschung?"

Die Forschung auf dem Gebiet der Parkinson-Krankheit ist vor kurzem explodiert mit buchstäblich Tausenden von führenden Forschern auf der ganzen Welt. Sie alle verfolgen spannende neue Theorien. Alleine in den letzten zwei Jahrzehnten haben wir mehr über die Parkinson-Krankheit gelernt als in der Zeitspanne zwischen der ersten Beschreibung im Jahre 1817 und der Einführung der Dopamin-Ersatztherapie. Wir verstehen jetzt, dass Parkinson eigentlich nicht eine einzige Krankheit ist. Parkinson ist eigentlich ein Syndrom aus einem Cluster ähnlicher klinischer Manifestationen wie Tremor, schlurfendes Gangbild und kleiner Handschrift; und diese Symptome treten bei einer großen Anzahl von Patienten auf, die sich zur Diagnosestellung und Behandlung bei ihren Ärzten vorstellen. Das Syndrom ist komplex und hat mehrere Ursachen.

Das erste Ziel bei der Planung neuer Forschungsprojekte wird sein, diese Ursachen besser zu verstehen und voneinander zu unterscheiden. Hierbei wird es wichtig sein, zwischen Veränderungen auf zellulärer Ebene (d.h. Grundlagenforschung), in den Geweben (d.h. Pathologie, Proteine und deren Verarbeitungs-/Abbauprozesse), in den Schaltkreisen des Gehirns (d.h. Physiologie) und in der DNA (d.h. Genetik) zu unterscheiden. Veränderungen in jedem dieser Bereiche werden wichtig sein, um das Geheimnis der Parkinson-Krankheit zu entschlüsseln.

Sobald wir besser verstehen, wodurch die Parkinson-Krankheit ausgelöst wird, können wir potenzielle Angriffsziele und Behandlungsansätze definieren. Angriffsziele für die Therapie könnten eine Zelle oder eine Gruppe von Zellen mit Fehlfunktion sein, ein Gen, ein Protein, eine Protein-Ansammlung (auch Protein-Akkumulation genannt) oder man könnte sogar darauf abzielen, einen gesamten neuronalen Schaltkreis zu erneuern. Jeder Behandlungsansatz sollte direkt auf die zugrundeliegenden Probleme abzielen, die zur Parkinson-Krankheit und den daraus folgenden Symptomen führen.

Ein weit verbreitetes Missverständnis unter Parkinson-Patienten ist, dass symptomatische Behandlungen, krankheitsmodifizierende Therapien und Heilung das gleiche sind. Jeder Ansatz zeichnet sich durch wichtige, grundlegende Unterschiede aus und jeder sollte getrennt betrachtet werden. Eine symptomatische Behandlung richtet sich gegen die Symptome, d.h. die klinische Manifestation einer Krankheit (z. B. Dopamin-Ersatztherapie oder Tiefe Hirnstimulation zur Behandlung von Tremor, Rigor oder Verlangsamung). Eine krankheitsmodifizierende Behandlung zielt auf die Verlangsamung des Fortschreitens der Parkinson-Krankheit. Im Gegensatz dazu würde ein Heilmittel die Krankheit beseitigen. Derzeit haben wir viele medizinische, chirurgische und verhaltenstherapeutische symptomatische Behandlungen, aber keine krankheitsmodifizierenden Therapien und kein Heilmittel [19]. Dies wirft die Frage auf, was notwendig ist, um uns auf den Weg zu einer Heilung zu führen?

Der Genetik-Ansatz
Wir haben einen langen Weg zurückgelegt, seit James Watson und Francis Crick im Jahre 1953 die Doppelhelix-Struktur der DNA entdeckt haben. Genetik und genetische Tests sind allgemein verfügbar, und es hat ein Wettlauf um die Identifizierung aller möglichen Parkinson-Gene begonnen. Wir haben nachgewiesen, dass es bei 5 bis 10 Prozent der Patienten mit Parkinson-Krankheit eine identifizierbare Abweichung innerhalb ihrer DNA gibt. Diese

Veränderungen im genetischen Code können in den meisten Fällen durch eine einfache Blutuntersuchung bestätigt werden. Die gängigen DNA-Anomalien entsprechen dem, was wir bis heute entdeckt haben. Allerdings könnten viele weitere genetische Mutationen in naher Zukunft entdeckt werden. Die Genetik hat wichtige Hinweise auf die möglichen Ursachen der Parkinson-Krankheit geliefert.

Zum Beispiel führt eine Mutation in dem Gen, das das Protein alpha-Synuclein (SNCA) kodiert, zu einer besonderen Form der Parkinson Krankheit. Diese Entdeckung erwies sich für das Arbeitsgebiet als entscheidend, denn sie ist auch jenseits der genetischen Formen der Parkinson-Krankheit von Bedeutung. Die Akkumulation dieses Proteins im Gehirn wurde ausnahmslos bei allen Fällen der Parkinson-Krankheit nachgewiesen und daher war die Tatsache, dass sie sich auf einen einzigen Gendefekt zurückführen ließ, eine entscheidende Entdeckung. Es gibt weitere Gene wie PARKIN, LRRK2 und PINK1, die alle mit der Entwicklung der Parkinson-Krankheit in Verbindung gebracht wurden, und alle diese Gene haben Wissenschaftler in Richtung möglicher Mechanismen der Krankheitsentstehung und damit auch möglicher Angriffsziele für neue Wirkstoffe geführt.

Sergey Brin, einer der Mitbegründer des Internet-Riesen Google, veränderte die Welt der Parkinson-Genetik grundlegend. Sie mögen sich fragen, wie um alles in der Welt hat es ein junger Programmierer geschafft, das gesamte Gebiet der Neurogenetik und der Gendiagnostik für eine Generation von Patienten zu verändern? Wie sich herausstellt, handelt es sich um eine sehr persönliche Geschichte. Nach einem Besuch in der Universität von Maryland entdeckte Brin, dass seine Mutter Eugenia die Parkinson-Krankheit hatte. Nach dieser Entdeckung ließ Brin selbst einen Gentests durchführen. In seinem Blut ließ sich im genetischen Code eine kleine, als LRRK2-Mutation bekannte Veränderung nachweisen. LRRK2 ist die derzeit häufigste, bekannte genetischen Form der Parkinson-Krankheit. Nach seinem eigenen genetischen Test, wurde Brin dadurch berühmt, dass er sagte, dass er seinen eigenen genetischen Code als nichts anderes als einen Computer-Code betrachte. Wenn dieser fehlerhaft sei, müsse er repariert werden.

Brin und seine Frau gründeten ein Unternehmen namens 23andme, und das Unternehmen bot umfangreiche Gentests für die Parkinson-Krankheit an, allerdings ohne dabei eine genetische Beratung zu gewährleisten. Eine genetische Beratung wird in der Regel durch geschulte Fachleute, die den Patienten und deren Familien die Auswirkungen des Testergebnisses auf das zukünftige Leben erläutern, angeboten. Würden Sie Ihr Leben anders leben, wenn sie wüssten, dass Sie später einmal an einer schweren Krankheit erkranken?

Das Unterlassen einer genetischen Beratung beim 23andme-Unternehmen löste eine weltweite Kontroverse aus. Deren Notwendigkeit kann durch eine wichtige Anekdote bei einer anderen neurologischen Krankheit, der Chorea Huntington, und einem Schwesternpaar, den Wexler-Schwestern veranschaulicht werden. Die Wexler-Geschichte begann, als bei ihrem Vater die Huntington-Krankheit diagnostiziert wurde. Zusammen mit Woody Guthries Familie begannen die Wexler-Schwestern in den späten 1960er Jahren Geld für die Forschung zu sammeln. Diese Bewegung führte zur Gründung der „Hereditary Disease Foundation" (Stiftung zur Erforschung vererbbarer Erkrankungen). Dank der Finanzierung durch die Wexler Stiftung und der Leistungen von mehreren Wissenschaftlern aus der ganzen Welt wurde im Jahr 1984 das Gen für die Chorea Huntington von James Gusella, Forscher am Massachusetts General Hospital, identifiziert.

Die Art und Weise wie die Huntington-Krankheit vererbt wird, ist folgende: wenn Sie ein Elternteil mit dem Problem haben, ist Ihr Erkrankungsrisiko 50 Prozent oder eins zu zwei. Diese Statistiken spiegeln etwas wider, was als autosomal-dominanter Erbgang bekannt ist. Bei autosomal-dominanten Erkrankungen brauchen Sie nur eine Kopie eines abnormen Gens erben, um die Krankheit zu bekommen. Da die Schwestern das Risiko hatten, ebenfalls zu erkranken und das Gen entdeckt worden war, mussten die beiden Frauen nun entscheiden, ob sie sich testen ließen oder nicht.

Die meisten Menschen gehen davon aus, dass sich, sofern ein genetischer Test verfügbar ist, 100 Prozent der Bevölkerung für die Testung entscheiden würden. In der Realität werden, sobald die

Patienten und Familien sich mit einem genetischen Berater zusammengesetzt haben und die möglichen Auswirkungen des Gentest verstehen, sich etwa 50 Prozent der Patienten bewusst gegen eine Testung entscheiden. Wie also haben sich die Schwestern entschieden? Alice, eine Historikerin an der Universität von Kalifornien, wurde getestet und war negativ für das Huntington-Gen. Bei Nancy, der Huntington-Forscherin, steht eine Testung noch immer aus. Ironischerweise war und blieb Nancy ein wichtiger Teil des Forschungsteams zur Entdeckung des Huntington-Gens und der genetischen Forschung sowohl in den Vereinigten Staaten als auch in Maracaibo, Venezuela. Nancy hat den größten Teil der letzten 30 Jahre damit verbracht, Reisen nach Maracaibo anzuführen, um dort wissenschaftliche Studien an der größten Population an Huntington-Patienten auf der Erde durchzuführen [106]. Es war eines der aufregendsten Abenteuer meiner Karriere, sie und Anne Jung, Vorsitzende der Abteilung für Neurologie am Massachusetts General Hospital, bei einem dieser Besuche zu begleiten.

Auf dem Gebiet der Parkinson-Forschung haben sich zwei unterschiedliche Philosophien entwickelt, wie man sich dem Ziel einer „Heilung" annähern kann. Der „Google-Ansatz" war eine auf Quantität und Datenverarbeitung ausgerichtete Methodik mit Schwerpunkt auf der Genetik. Brin und seine Kollegen glaubten, dass man nur genug DNA und genügend Informationen über die Parkinson-Patienten zusammentragen müsste, und die Fragestellungen und Lösungen würden sich automatisch ergeben.

Diese Philosophie steht im genauen Gegensatz zum traditionellen Forschungsansatz auf dem Gebiet der Parkinson-Krankheit, der auf der wissenschaftlichen Methode basiert: die richtigen Fragen zu stellen und überprüfbare Hypothesen zu formulieren. Das Testen dieser Hypothesen hält diesen Prozess durch noch mehr Fragen und noch mehr Hypothesen am Laufen. Der Vorteil der wissenschaftlichen Methode ist, dass sie direkter und gezielter ist. Am Ende wird die Zeit zeigen, welcher Ansatz den Sieg über die Parkinson-Krankheit davontragen wird, und es ist möglich, dass beide bei der Gestaltung eines neuen Forschungs-Horizonts wichtig sind.

Da mehr und mehr Patienten mit der Parkinson-Krankheit und deren Familienmitglieder ein genetisches Screening erhalten, werden laufend weitere Verbesserungen in der Technologie gemacht. Eine sehr interessante Entwicklung ist der von der „X Prize Foundation" ausgeschriebene 10 Millionen Dollar „Archin X Preis" für Genomik, der an das erste Team vergeben wird, das ein funktionierendes Gerät baut, welches 100 menschliche Genome innerhalb von 10 Tagen oder weniger entschlüsseln kann. Der Preis ist bislang noch nicht vergeben worden, allerdings ist mittlerweile die Entschlüsselung des gesamten Genoms möglich und die Kosten und Techniken werden immer weiter verfeinert. Wohlhabende Patienten können nun gegen Bezahlung eine Kopie ihres gesamten entschlüsselten Genoms erhalten. Soviel zu der ethischen Diskussion, ob man eine genetische Testung auf die Parkinson-Krankheit durchführen soll, jetzt müssen Sie überlegen, ob Sie möchten, dass Ihre gesamte DNA auf alle bekannten Krankheiten gescreent werden soll.

Es gibt eine komplizierte Wendung bei dieser Geschichte. Nur weil Sie ein Gen haben, bedeutet das nämlich nicht, dass Sie an einer Krankheit erkranken werden. Das Arbeitsgebiet der modernen Genetik ist sehr viel komplexer, als es sich Gregor Mendel in den 1850er Jahren vorzustellen vermochte, als er Erbsen kreuzte und Hybrid-Erbsen erzeugte. Eine Person kann tatsächlich ein Gen haben ohne die Krankheit zu bekommen. Dieses erstaunliche Phänomen bedeutet, dass ein Gendefekt zu einem Erkrankungsrisiko führt, welches tatsächlich variabel ist und weniger als 100 Prozent beträgt. Die Zukunft der Genetik muss die Informationen miteinschließen, welche potenziellen Umweltfaktoren Ihre DNA ein- und ausschalten können. Judith Stern von der Universität von Kalifornien hat den Satz geprägt: „Die Gene laden die Waffe, aber die Umwelt drückt den Abzug." Bei der Parkinson-Krankheit gibt es jetzt ein Wettlauf um die Identifizierung umweltbedingter Auslöser, die Ihre native DNA ein- und ausschalten können.

Stellen wir uns hypothetisch vor, dass wir die häufigste genetische Form der Parkinson-Krankheit, die LRRK2- oder Leucin rich repeat kinase Typ-2-Mutation heilen wollten. Dieses Gen kodiert für ein Protein namens Dardarin. Dardarin ist das baskische Wort für Tremor, obwohl ironischerweise nicht alle Parkinson-Patienten mit der LRRK2-Mutation tatsächlich einen Tremor haben. Personen mit der LRRK2-Mutation in ihrer DNA haben ein erhöhtes Risiko sowohl für die Parkinson-Krankheit als auch für Morbus Crohn, eine entzündliche Darmerkrankung. Mutationen in LRRK2 führen mutmaßlich zu einem Verlust der Funktionsfähigkeit Ihrer Körperzellen und schließlich zum Zelltod. Daher wäre ein Ansatz, um eine Heilung zu bewirken, der, den Zelltod aufzuhalten.

Es gibt mehrere vielversprechende Ansätze, um den LRRK2-bezogenen Zelltod im Gehirn zu verhindern. Diese Ansätze umfassen eine direkte Gentherapie (z.B. Einfügen gesunder LRRK2-Zellen), eine gezielte Beeinflussung des LRRK2-Gens oder dessen Proteinprodukte durch Medikamente oder Wachstumsfaktoren oder die Beeinflussung der dem LRRK2-Gen nachgeschalteten Effekte in der Hoffnung, den Zelltod im Gehirn zu verhindern. Weil LRRK2 ein „Funktionsverlust-Gen" ist, glauben einige Forscher, dass es empfänglicher für eine Gentherapie wäre als ein anderes Parkinson-Gen, die sog. PARKIN-Mutation, die zu einer „Funktionssteigerung" innerhalb der Zellen des Körpers führt.

Die Gene laden die Waffe, und die Umwelt zieht den Abzug
Pestizide, Agent Orange und mögliche umweltbedingte Risikofaktoren für die Entwicklung der Parkinson-Krankheit machen immer wieder Schlagzeilen. Patienten und Familien können mit beunruhigenden Schlagzeilen über Chemikalien in Verbindung mit der Parkinson-Krankheit konfrontiert werden, wobei sie den meisten wahrscheinlich nie ausgesetzt sein werden.

Dr. Samuel Goldman und Dr. Carly Tanner aus dem Sunnyvale Parkinson-Institut untersuchten Zwillinge einer Veteranenkohorte. Indem sie Zwillinge nahmen (die Hälfte waren eineiige Zwillinge), begrenzten die Forscher die möglichen Auswirkungen der Genetik auf die Entwicklung der Parkinson-Krankheit. Einer der Zwillinge musste die Diagnose der Parkinson-Krankheit haben. Es wurde eine sorgfältige Arbeits- und Hobby-Anamnese erhoben. Die Eigenanamnesen der Patienten waren oft lückenhaft und wurden in den meisten Fällen von Ehegatten und Zwillingsgeschwistern im Sinne einer Fremdanamnese komplettiert. Ein Berufshygieniker wurde damit beauftragt, Belastungen mit Schadstoffen zu entdecken.

Ein Berufshygieniker ist eine sorgfältig ausgebildete Fachkraft, der als unabhängiger Gutachter Expositionen, Gefahren oder Risiken in einer Arbeitsumgebung feststellen kann. Der Hygieniker untersuchte zusammen mit den Forschern sechs Lösungsmittel und stellte fest, dass nur Trichlorethylen (TCE) mit einem erhöhten Risiko (6,1 mal) der Entwicklung der Parkinson-Krankheit beim Menschen assoziiert war. Zusätzlich hatten Männer, die TCE oder einer anderen Chemikalie namens PERC (Tetrachlorethylen) ausgesetzt waren, ein 8,9-faches Risiko der Entwicklung der Parkinson-Krankheit.

Interessanterweise zeigten n-Hexan, Xylol und Toluol, für die alle angenommen worden war, dass sie möglicherweise mit der Entwicklung der Parkinson-Krankheit in Verbindung standen, kein erhöhtes Risiko. Alle Studien im Hinblick auf Umweltfaktoren sollten daher mit Vorsicht interpretiert werden, und die Patienten und Familien sollten Vergleiche zwischen mehreren Forschungsberichten zum gleichen Thema anstellen, da diese Arten von bevölkerungsbezogenen Studien sehr fehleranfällig sind [107, 108, 109].

Eine wichtige Frage, die ein Patient oder ein Familienmitglied zu TCE stellen sollte, ist, welche Art von Arbeit zu einer Exposition führen könnte. Folgende Liste beinhaltet Substanzen, über die man in Kontakt mit TCE gelangen könnte:

- Fettlöser

- Schreibmaschinen-Korrekturflüssigkeit

- Farben und Lösungsmittel

- Teppich-Reiniger und Fleckentferner

- Klebstoffe

- Reinigungsmittel für Computerteile

- entkoffeinierter Kaffee

- Chemische Reinigungsmittel

- Textilpflanzen

- Narkosemittel im OP

Folgende Liste umfasst die Berufe mit dem höchsten Risiko für eine TCE-Exposition:

- Elektriker
- Mitarbeiter in chemischen Reinigungen
- Industriemaschinenbauer und Reparaturmannschaften
- Mitarbeiter im Gesundheitswesen

Patienten und Familien sollten wissen, dass es zwischen einer akuten und einer chronischen Exposition mit TCE einen Unterschied gibt. Eine akute Exposition mit einer hohen Dosis an TCE schädigt das zentrale Nervensystem und kann zu Atemproblemen, Herzrhythmusstörungen, Koma und einer Reihe von anderen Problemen führen. Eine akute TCE-Exposition kann sich auch in Form unangenehmer Hautirritationen äußern. Wenn wir über TCE-Exposition und Parkinson-Krankheit sprechen, beziehen wir uns aber auf eine langfristige, chronische Exposition. Die chronische Exposition wurde auch mit Unruhe, Schwindel, Kopfschmerzen, Gedächtnisverlust und vielen anderen Symptomen in Verbindung gebracht. Die aktuelle Studie von Samuel Goldman spricht dafür, dass man das Risiko eine Parkinson-Krankheit zu entwickeln bei den möglichen Folgen der chronischen TCE-Exposition ergänzen sollte.

Patienten und Familien sollten sich auch bewusst sein, dass die Risikofaktoren für die Parkinson-Krankheit viele Umweltbelastungen und nicht nur TCE umfassen. Dana Hancock und ihre Kollegen an der Duke Universität berichteten kürzlich, dass Insektizide und Herbizide, vor allem organische Chlorid- und Phosphorverbindungen, das Risiko der Parkinson-Krankheit erhöhen, auch bei Patienten ohne eine familiäre Belastung. Schädlingsbekämpfungsmittel und Umweltrisikofaktoren haben sich daher zu wichtigen Kandidaten bei der Entwicklung der Parkinson-Krankheit entwickelt [110, 111]. Patienten, Familien und Ärzte sollten über diese Chemikalien Bescheid wissen und ihre Risiken für eine Exposition bestimmen [19].

Einer der wichtigsten und aufstrebenden Bereiche der Forschung betrifft die Interaktion zwischen Genen und Umwelt. Einige Forscher nennen dieses Gebiet Epigenetik. Es wurde deutlich, dass die Tatsache, dass man ein Gen hat, nicht bedeutet, dass man eine Krankheit entwickeln wird. In gleicher Weise bedeutet die Tatsache, dass man der Exposition mit einem Umweltschadstoff ausgesetzt war, nicht, dass man die Parkinson-Krankheit bekommen wird. Die meisten Wissenschaftler glauben, dass wahrscheinlich eine Zwei-Treffer-Hypothese im Spiel ist. Mit anderen Worten, wahrscheinlich müssen mehrere Ereignisse zusammentreffen, um die Parkinson-Krankheit auszulösen. Somit können die Gene in der Tat die Waffe laden und die Umwelt oder ein anderer unbekannter Faktor können abdrücken.

Der Stammzellen-Ansatz
Ein Durchbruch unter den wissenschaftlichen Entwicklungen im vergangenen Jahr war die Manipulation von Hautzellen in der Weise, dass diese zu sogenannten pluripotenten Stammzellen umprogrammiert werden konnten. Pluripotent bedeutet, dass die Zellen, einmal erzeugt, die Fähigkeit erlangen, mehrere verschiedene Zelltypen im Körper zu bilden. Wie haben die Wissenschaftler diese bemerkenswerte Leistung geschafft? In den Labors induzierten sie die Expression verschiedener Transkriptionsfaktoren, die die genetischen Karten bei jeder einzelnen Person codieren. Durch die Induktion dieser Faktoren konnten sie Zellen erzeugen, die als induzierte pluripotente Stammzellen oder iPS-Zellen bezeichnet wurden.

In den ersten Experimenten wurden eine Mischung aus den Substanzen Oct4, Sox2, Klf4 und Myc verwendet, um einen Übergang von Fibroblasten (Hautzellen) in eine stabile und sich selbst erneuernde Zellform zu induzieren. Bemerkenswerterweise ähneln diese Zellen sehr den embryonalen Stammzellen. Die Möglichkeit, Stammzellen aus Hautzellen zu erzeugen sollte die Diskussionen um die Verwendung von menschlichen Embryonen für die Stammzellforschung weitestgehend beenden, da menschliche Embryonen dann kaum noch benötigt werden.

Die Umprogrammierung von Stammzellen wurde nun für eine Vielzahl von Zelltypen gezeigt, und diese Möglichkeit geht damit weit über Hautzellen hinaus. Mehrere neuere Techniken wurden eingesetzt, um Zellen aus verschiedenen Körpergeweben umzuprogrammieren. Diese Methoden umfassten Kerntransfer, Zellfusion, Explantation von kultivierten Zellen und die Transduktion der Zellen mit mehreren definierten Faktoren und chemischen Substanzen. Der genaue molekulare Mechanismus, der der Umprogrammierung zugrunde liegt, bleibt ungewiss, aber man muss es als entscheidende Entdeckung anerkennen, dass Wissenschaftler reproduzierbar Stammzellen aus verschiedenen Quellen erzeugen können, die sie dann in viele unterschiedliche Zelltypen umprogrammieren können.

iPS-Stammzellen lassen Patienten und Familienmitglieder auf allen Kontinenten neue Hoffnung auf eine Heilung der Parkinson-Krankheit schöpfen und bergen tatsächlich neue Möglichkeiten. Könnte es durch diese Technik der Zell-Umprogrammierung möglich werden, maßgeschneiderte Zellen zu generieren und sie als Therapeutika im ZNS einzusetzen? Neuere Studien an Ratten und Primaten haben gezeigt, dass diese Zellen hergestellt und transplantiert werden können und dort auch überleben und die Symptome der Parkinson-Krankheit lindern. Also, warum ist uns dann bislang mit Stammzellen keine Heilung gelungen?

Es gibt große Hürden, die noch überwunden werden müssen, um therapeutische Präparate mit iPS-Stammzellen in die klinische Anwendung bringen zu können. Es ist entscheidend, dass diese Präparate völlig rein und frei von undifferenzierten Zellen sind, die sonst später Tumore bilden könnten. Die größte Herausforderung wird aber die Entwicklung von Techniken sein, die das präzise Einbringen der iPS-Zellen in den Patienten und die funktionelle Transplantation dieser Zellen in den entsprechenden komplexen Parkinson-Schaltkreis ermöglichen. Wissenschaftler beginnen nun zu begreifen, dass die Basalganglien des Gehirns mit ihren motorischen und nicht-motorischen Schaltkreisen so ausgeklügelt und so vielkanalig sind, dass die einfache Transplantation von Zellen an eine oder mehrere Stellen für die Heilung nicht ausreichend sein wird.

Es gibt jedoch mehrere direkte und unmittelbare Anwendungen von iPS-Zellen in der Parkinson-Forschung. Das Screening von Medikamenten und die Erstellung von Krankheitsmodellen stellen zwei potentielle und unmittelbare Anwendungen für die Technologie dar. Verbesserungen im Hochdurchsatz-Medikamenten-Screening unter Verwendung von iPS gestatten eine rasche Identifizierung von Substanzen, die als Medikamente zur Behandlung der Parkinson-Krankheit verwendet werden können.

Ein gezielter viraler Ansatz

Eine häufig von Parkinson-Patienten gestellte Frage ist: „Was ist Gentherapie?". Gentherapie ist die Platzierung genetischer Informationen (DNA) in den Zellen und Geweben des Menschen mit der Parkinson-Krankheit. In der reinsten Form wird ein defekter Teil des Genoms durch eine neue Kopie ersetzt. Der interessanteste Teil der sich entwickelnden Geschichte der Gentherapie ist die Verwendung eines Virus als Vektor, um die genetische Information in das Gehirn zu tragen. Viren können deaktiviert werden und so sicher zu diesem Zweck verwendet werden, und sie können entweder mit genetischem Material oder mit Neurotrophinen beladen werden. Neurotrophine sind eine Familie von Proteinen, die das Überleben, die Entwicklung und das ordnungsgemäße Funktionieren der Gehirnzellen induzieren.

Es wurden drei große Gentherapie- oder Neurotrophin-Studien bei Menschen mit der Parkinson-Krankheit durchgeführt. Die erste Studie zielte darauf ab, ein Enzym namens Aminosäure-Decarboxylase in die Hirnzellen einzubringen und wurde von einer Firma namens Avigen gesponsert. Das Gehirn-Enzym Aminosäure-Decarboxylase erhöht die Wirksamkeit von Dopamin-Ersatz-Medikamenten wie L-Dopa (z.B. Sinemet oder Madopar). Diese Therapie hatte die Verbesserung der motorischen Symptome, die Verringerung der Medikamentendosen und die Verringerung der Medikamentennebenwirkungen als Ziel. In der ersten Studie wurden einige leichte Verbesserungen festgestellt, aber die Therapie verfehlte ihr erwartetes Potenzial. Sie hat sich jedoch als sicher herausgestellt [112].

In der zweiten großen Studie wurde Neuturin in die Gehirnzellen eingebracht, ein Protein, das die dopaminproduzierenden Zellen im Gehirn reparieren und vor ihrem Untergang retten kann [113]. Das Unternehmen Ceregene stellte das Neuturin her. Neuturin gehört zur gleichen Proteinfamilie wie der Gliale Wachstumsfaktor (GDNF), mit dem eine weitere kürzlich publizierte Gentherapiestudie mit enttäuschendem Ergebnis bei der Parkinson-Krankheit durch die Firma Amgen durchgeführt worden war. Die Neuturin-Studie war zwar wie die GDNF-Studie negativ, aber die Studienleiter sind gerade dabei, die Studie zu wiederholen, da sie glauben, dass sie das Neuturin beim ersten Mal nicht am optimalen Ort im Gehirn platziert hatten.

Die letzte Gentherapie-Studie konzentrierte sich auf ein Enzym namens Glutaminsäure-Decarboxylase (GAD) und wurde von Neurologix gesponsert. Michael Kaplitt, Matt During und ihre Kollegen von der Cornell Universität berichteten im „Lancet" im Jahr 2007 über die „Sicherheit und Verträglichkeit der Gentherapie mit einem im Adeno-assoziierten Virus (AAV) erzeugten GAD-Gen bei der Parkinson-Krankheit: Eine offene Phase I-Studie".

Der Nucleus subthalamicus (STN) ist eine Hirnstruktur, die eine Substanz namens Glutamat an eine andere Struktur im Gehirn, genannt Globus pallidus, abgibt. Viele Behandlungsansätze konzentrierten sich darauf, das Ausgangssignal der STN-Region zu steuern oder zu modulieren. Ein solcher Ansatz ist auch das Einführen einer Stimulationssonde in das Gehirn und das Applizieren von Strom über diese Sonde, um das Signal-Muster aus dem STN zu verändern (Mechanismus der Tiefen Hirnstimulation). Kaplitt und seine Kollegen entwickelten einen alternativen und innovativen Ansatz mit Hilfe der Gentherapie, die den STN von einem chemisch erregenden Kern zu einem chemisch hemmenden Kern verwandelt.

Was sie vorschlugen und durchführten, war sehr klug. Sie erhoben Daten bezüglich der Sicherheit, Verträglichkeit und der vorläufigen Effektivität der „Übertragung des Glutaminsäure-Decarboxylase (GAD)-Gen mittels Adeno-assoziierten Virus (AAV) in den STN von Patienten mit der Parkinson-Krankheit". Die ursprüngliche

Studie umfasste nur 11 Patienten, und die Patientengruppe ähnelte den Patienten, die in der Regel für die Tiefe Hirnstimulation ausgewählt werden (unter 70 Jahre alt, mit medikamentös bedingten „on-off"-Schwankungen und nur minimalen Auffälligkeiten der Denkleistungen). Das wichtigste Ergebnis war, dass es keine unerwünschten Ereignisse im Zusammenhang mit der Gentherapie gab. Es ließen sich auch gesicherte Verbesserungen in den motorischen Skalen feststellen, aber die Effekte waren nicht so groß, als dass sie das Arbeitsgebiet in Aufruhr versetzen konnten.

Das Ausmaß der Änderung in den motorischen Skalen war vergleichbar mit dem nach einer Tiefen Hirnstimulation, obwohl ein längerer Zeitraum der Nachuntersuchung nötig war. Viele Experten glauben, dass die Messlatte für die Gentherapie sehr hoch hängt, da die Ergebnisse der Tiefen Hirnstimulation bei einer ähnlichen Gruppe von Patienten zu hervorragenden Verbesserungen geführt haben. Vorläufige Analysen deuten darauf hin, dass die Verbesserungen durch die Gentherapie sich vorwiegend im Bereich der Motorik abspielen (wie bei der Tiefen Hirnstimulation) und nicht in den Bereichen der nicht-motorischen oder L-Dopa-resistenten Symptome (Depressionen, Schlafstörungen, Gangstörungen, Gleichgewichtsstörungen, Kommunikations-schwierigkeiten, etc.). Niemand weiß, ob die Änderung der erregenden Funktion des STN in eine hemmende Funktion das Lernen beeinflussen wird, aber das ist ein Punkt, der engmaschige Verlaufsuntersuchungen erfordert [114, 115, 116].

Die wichtigste Erkenntnis der Kaplitt-Studie war, dass die Gentherapie erfolgreich bei Menschen mit Parkinson-Krankheit angewendet wurde und dass dieser Erfolg hoffentlich die Tür für zukünftige Gentherapien sowie Kombinationstherapien (Gene plus Stammzellen, Gene plus Medikamente oder Gene plus Tiefe Hirnstimulation) öffnen wird.

Alle drei veröffentlichten Ansätze mit Gentherapie und trophischen Faktoren stellen intelligente Wege zur Behandlung der behindernden Symptome der Parkinson-Krankheit dar. Was aber wird nötig sein, damit uns die Gentherapie eine Heilung ermöglicht? Letztlich müssen wir herausfinden, welches Angriffsziel und welche Art von

Patienten wir mit diesem Ansatz erfolgreich behandeln können. Wir brauchen ein Ziel, dass, wenn wir es modifizieren, das Fortschreiten der Parkinson-Krankheit aufhalten wird und wir müssen die Gene oder trophischen Faktoren so früh im Krankheitsverlauf applizieren, dass das Aufhalten des Fortschreitens der Erkrankung für den Patienten noch einen ausreichenden Nutzen hat.

Der „Small Interfering RNA"-Ansatz
Kleine interferierende Ribonukleinsäuren (RNA), auch als siRNA (small interfering RNA) bekannt, sind eine Klasse von doppelsträngigen RNA-Molekülen, die die Expression eines bestimmten Gens stören oder fördern können (Anm. des Übersetzers: Expression bezeichnet den Aufbau der RNA und der Proteine aus dem in der DNA festgeschriebenen genetischen Code). Die Interferenz-Technik kann verwendet werden, um die Funktion eines bestimmten Gens zu bestimmen und auch um Angriffsziele für eine medikamentöse Therapie zu entwickeln. Adenin, Guanin, Cytosin und Thymin: Der genetische Code Ihres Körpers besteht aus nur vier Nukleotiden. Diese vier Nukleiotide sind sorgfältig geordnet, und sie werden in sogenannte RNA umgeschrieben. Die RNA wird dann abgelesen, um die körpereigenen Proteine zu bilden. Die Technologie der siRNA wurde entwickelt, um Doppelstränge von RNA zu nutzen, um die Expression der DNA zu verändern.

Die siRNA-Technik wurde erstmals in London von David Baulcombes Laboratorium beschrieben, das sich zum damaligen Zeitpunkt auf das Gen-Splicing bei Pflanzen konzentrierte. Baulcombe hatte keine Ahnung, wie wichtig diese Technik werden würde. Später veröffentlichte Thomas Tuschl einen Fachartikel in der Zeitschrift „Nature" über die Einführung der Technik bei Säugetieren, und mit dieser einzigen Veröffentlichung erhielt das Arbeitsgebiet auf Anhieb ein vielversprechendes neues therapeutisches Werkzeug. Heute gibt es große Hoffnungen, dass diese Technik bei vielen Krankheiten angewendet werden kann. Es gibt aktuelle Versuche, die siRNA bei der Makula-Degeneration, der Ebola-Virusinfektion und anderen Krankheiten einzusetzen. Bis heute hat sich die Technologie bei der Anwendung beim Menschen aber noch nicht als zuverlässig erwiesen, und Probleme wie Immunreaktionen (z.B. dass der Körper sich selbst angreift) sind zutage getreten, die versehentlich durch die Einführung von siRNA ausgelöst werden.

Interessanterweise wurden die siRNAs bei der Makuladegeneration so entwickelt, dass sie das Gen, das für das Wachstum von Blutgefässen wichtig ist (auch Angiogenese genannt), ausschalten. Die Forscher fanden dabei heraus, dass die siRNAs nicht wegen ihrer direkten Wirkung gegen das Gen wirksam waren, sondern über die körpereigene Immunabwehr. Zukünftige Studien müssen diesen Faktor berücksichtigen.

Bei Ebola waren die vorläufigen Ergebnisse dramatisch und weit vielversprechender. Forscher von der Boston Universität glauben, dass sie eine Technik mit siRNA entwickelt haben, die sich als die erste wirksame Behandlungsmöglichkeit bei dieser verheerenden Virusinfektion erweisen könnte. Vorläufige Studien an Primaten waren vielversprechend, und es wird interessant sein zu sehen, wie die siRNA-Technik funktioniert, wenn sie beim nächsten Ebola-Ausbruch angewendet wird [117, 118, 119].

Die Anwendung der siRNA im Rahmen einer Therapie für die Parkinson-Krankheit hat sich jedoch als eine große Herausforderung erwiesen. Als die siRNA-Technik verwendet wurde, um das Gen, das zu einer alpha-Synuclein-Überexpression bei der Parkinson-Krankheit führt, anzugreifen, zeigten sich nicht die erhofften zuverlässigen und positiven Effekte. Die siRNA hat die Parkinson-Forscher in vielen kritischen Bereichen wie der Wahl des besten Weges, um die Therapie an Ort und Stelle zu bringen, dem Angriffsziel und den unerwarteten und unvorhergesehenen Nebenwirkungen ratlos gemacht. Wenn die Forscher zukünftig bessere Möglichkeiten entwickeln, um die siRNA-Therapie nutzbar zu machen, könnte sie sich aber als eine sehr leistungsfähige symptomatische Behandlung erweisen oder sogar eine Heilung für einige der genetischen Formen der Parkinson-Krankheit bewirken.

Der optogenetische Ansatz
Francis Crick, einer der bekanntesten Wissenschaftler unserer Generation beschrieb eine Doppelhelix-Struktur, von der wir nun wissen, dass sie die menschliche DNA charakterisiert. (Er

veröffentlichte diese Entdeckung im Jahr 1953 zusammen mit seinem Kollegen James Watson.) In den 1970er Jahren diskutierte Crick in der Fachzeitschrift „Scientific American" eine Wunschliste für zukünftige Entdeckungen, darunter der Wunsch, menschliche Zellen mithilfe von Licht zu steuern. Licht-Forschung und Licht-Therapie gelten bislang beide als „verrückt und zu weit hergeholt". Die jüngsten Entdeckungen im frühen 21. Jahrhundert haben diese Sichtweise jedoch dramatisch geändert. Dank einiger sehr kluger Wissenschaftler wurde ein neues Forschungsgebiet, die Optogenetik, geboren, und im vergangenen Jahr hat sie sich zu einem der wichtigsten Forschungsbereiche bei der Parkinson-Krankheit und generell in der Wissenschaft entwickelt.

Was ist Optogenetik? „Opto" bezieht sich auf das Applizieren von Licht auf das Gehirn, um Kanäle und/oder Enzyme zu aktivieren, die letztlich das Signalverhalten der Gehirnzellen verändern. Die Technik ist spezifisch und birgt die Möglichkeit, bestimmte Entladungsmuster der Gehirnzellen neu entstehen zu lassen oder abzustellen. Darüber hinaus können die Aktivitäten der Gehirnzellen in Millisekunden-genauen Intervallen manipuliert werden. Eine faseroptische Lichtquelle kann auf dem Schädel montiert werden oder tief innerhalb des Gehirns.

Der „Genetik"-Teil von Optogenetik nutzt ein einfaches Virus-Trägersystem, um Gene in das Gehirn einzubringen. Die wichtigste dieser genetischen „Lieferungen" wurde Opsin, eine der Strukturen, die durch das Licht eingeschaltet werden können. Das wichtigste bekannte Opsin, welches für diese Technologie verwendet wird, ist Channelrhodopsin-2. Dieses Opsin wurde von Wissenschaftlern aus Algen-basierten Systemen extrahiert. Durch Anwendung hellen Lichts auf die eingefügte genetische Veränderung (Opsin), können die Wissenschaftler die Konversation der Gehirnzellen untereinander untersuchen (das „Feuern" der Zellen). Diese Technik hat es den Forschern ermöglicht, über die klassischen genetischen Manipulationen und Modelle an Tieren hinauszugehen und eine höhere Spezifität bei ihren Experimenten zu erreichen.

Alexxai Kravitz und seine Kollegen aus der Pionierzeit-Optogenetik-Arbeitsgruppe an der Stanford Universität veröffentlichten eine wichtige Arbeit über die Parkinson-Krankheit in der Fachzeitschrift „Nature Medicine" [120]. Die Autoren konnten zeigen, dass die Optogenetik ein Tiermodell der Parkinson-Krankheit entweder verschlimmern oder alternativ verbessern kann. Die Wissenschaftler führten ein einfaches Experiment durch, bei dem sie den etablierten direkten und indirekten Weg der Basalganglien manipulierten, die als ursächlich im Rahmen der Entstehung der Parkinson-Krankheit gelten und gut bekannt sind. Die Autoren berichteten:

„Die Optogenetische Kontrolle des direkten und indirekten Signalwegs über die dort ansässigen speziellen Nervenzellen („medium spiny projection neurons") wurde durch die virale Expression von Channelrhodopsin-2 in Mäusen erreicht. Die Erregung der Nervenzellen („medium spiny neurons") des indirekten Weges löste ein Parkinson-Syndrom mit verstärktem Einfrieren, Bewegungsverlangsamung und einer Starthemmung aus. Die Aktivierung der Nervenzellen („medium spiny neurons") des direkten Weges reduziert das Einfrieren und verbessert das Gehen."

Einen Monat vor Erscheinen dieser Veröffentlichung in „Nature Medicine" beschrieben Bass und Kollegen von der Wake Forest Universität einen optogenetischen Ansatz zur Steuerung der Freisetzung von Dopamin [121]. Seit diesen Veröffentlichungen ist eine Flut optogenetischer Arbeiten auf dem Gebiet der Parkinson-Krankheit erschienen.

Das Aktivieren von Schaltkreisen im Gehirn durch Licht und Genetik hat sich damit von einem Science-Fiction-Traum zur Realität entwickelt. Die Technik wird wahrscheinlich im nächsten Jahrzehnt verfeinert werden und ein enormes Potenzial entwickeln, wichtige Hinweise zu entschlüsseln, die dem Prozess zugrunde liegen, der letztendlich für die Parkinson-Krankheit verantwortlich ist. Die Optogenetik kann auch neue therapeutische Möglichkeiten eröffnen. Die Technologie wird uns helfen, Licht in diese häufige behindernde neurodegenerative Erkrankung beim Menschen zu bringen. Noch ist unklar, ob sie uns direkt nutzten oder in Kombination mit Stammzellen oder anderen Therapien in Richtung auf eine Heilung bringen wird. Es ist wahrscheinlich, dass wir in naher Zukunft beobachten können, wie Channelrhodopsin-2 in spezifischen Ziel-Zelltypen im Parkinson-Gehirn eingesetzt werden wird, hoffentlich als leistungsstarke symptomatische Therapie. Es ist sogar wahrscheinlich, dass der Gründer der Optogenetik, Karl Deisseroth, eines Tages den Nobelpreis erhalten wird.

Proteine und Protein-Abbauwege als Angriffsziele
Wissenschaftler haben die Prozesse, die zur Entstehung der Parkinson-Krankheit führen, kollektiv als neurodegenerative Kaskade bezeichnet. Mit einfachen Worten gesagt, das Gehirn muss Proteine verarbeiten, um seine alltägliche Aufgaben auszuführen. Im Rahmen der degenerativen Kaskade werden Proteine mit einer Substanz namens Ubiquitin markiert, um sie dann zu den Müllpressen des Gehirns, den sogenannten Proteosomen, zu lenken. Während dieses Abbauprozesses können Proteine ihre Faltstruktur verändern und dadurch verklumpen und sich anhäufen. Einige führende Forscher glauben, dass eine mögliche Strategie im Hinblick auf die Heilung der Erkrankung darin bestünde, auf die neurodegenerative Kaskade zu zielen und diese zu stoppen, bevor es zu den fehlerhaften Faltungen und damit zur Anhäufung der Proteine kommt. Mehrere Substanzen und gentherapeutische Ansätze sind derzeit in Entwicklung, um dieses Problem anzugehen.

Der Hochdurchsatz-Medikamentenscreening-Ansatz
Die Fortschritte im Verständnis von Zellfunktionen und Genetik bei der Parkinson-Krankheit haben das Hochdurchsatz-Medikamenten-Screening Realität werden lassen. Die Art und Weise, wie diese Technik funktioniert, ist überraschend einfach. Ein Forscher identifiziert eine bestimmte Zelle, ein Protein-Gen oder eine sonstige Zielstruktur. Eine Mikrotiterplatte wird verwendet, die aus Tausenden von kleinen Näpfchen, genannt Kavitäten, besteht, die mit der von den Parkinson-Forschern gewählten Zielstruktur gefüllt werden. Ein Roboter kann dann automatisiert eine Vielzahl potentieller Medikamente oder therapeutischer Wirkstoffe in jede einzelne Kavität hinzugeben. Viele der hier zur Anwendung kommenden Medikamente sind bereits von der FDA für andere Zwecke zugelassen, daher könnten sie auch sofort am Patienten untersucht werden. Der Forscher durchsucht dann die Kavitäten nach einem „Treffer" oder einem Anzeichen für eine erwartete positive Reaktion auf die darin enthaltene Kombination. Hochdurchsatz-

Wirkstoff-Screenings mittels moderner automatisierter Systeme sollte das Suchen nach Medikamenten für die Parkinson-Krankheit schneller und effizienter machen.

Es gibt trotzdem Probleme mit diesem Ansatz. Erstens bedeutet ein „Treffer" nicht zwangsläufig, dass sich das Medikament in eine sichere und wirksame Therapie für Parkinson-Patienten überführen lässt. Zweitens erfordert es für jedes Parkinson-Medikament, das in klinischen Studien getestet wird, Tausende von Studienpatienten und das kostet zig Millionen Dollar. Letztlich könnte jeder „Treffer" nur bei einer bestimmten genetischen oder anderen seltenen Form der Parkinson-Krankheit wirksam sein, und es ist daher möglich, dass ein potentielles Medikament dann gar nicht bei allen Parkinson-Patienten wirken würde. Eine große Herausforderung für das Hochdurchsatz-Screening wird der Aufbau einer effizienten Infrastruktur sein, um relevante Parkinson-Medikamente mit hohem Potential dann auch schneller auf den Markt zu bringen.

Explorative Studien zur Neuroprotektion bei der Parkinson-Krankheit
Explorative Studien zur Neuroprotektion bei der Parkinson-Krankheit (englisch: Neuroprotektion Exploratory Trials in Parkinson's Disease; NET-PD) ist ein Konzept, das vor vielen Jahren von den „National Institutes of Health" (NIH) in Form eines Verbundes von Zentren ins Leben gerufen wurde, die vielversprechende Therapien für die Parkinson-Krankheit testen. Mein Kollege und enger Freund Ramon Rodriguez, MD, führt eine dieser Studien an der Universität of Florida durch, und er erklärte mir, wie der Prozess funktioniert. NET-PD wurde entwickelt, um pharmakologische Ansätze auszuwerten, die den Krankheitsverlauf verlangsamen. Bis heute hat der Forschungsverbund Coenzym Q10, GPi-1485, Minocyclin und Kreatin getestet. In jede dieser vier Verbindungen wurden große Forschungsbemühungen investiert, um deren mögliche positive Auswirkungen auf die Parkinson-Krankheit zu untersuchen.

Bis heute ist nur das Kreatin als ein möglicher krankheitsmodifizierender Ansatz übriggeblieben, allerdings sind Studien mit Kreatin noch nicht abgeschlossen und die bisherigen

Ergebnisse waren leider nicht beweiskräftig. Ein wichtiger Kritikpunkt dieses Ansatzes ist, dass die Medikamente mittels eines Expertenkonsensus vor dem Hintergrund ihrer potenziellen Risiken, Vorteile und wissenschaftlichen Erkenntnisse ausgewählt wurden, damit basiert die Auswahl auf den persönlichen Einschätzungen von führenden Experten, die nicht unbedingt die Realität abbilden müssen. Den Kosten für diesen Ansatz von zig Millionen von Dollar stehen damit aktuell nur sehr geringe Kapitalerträgen gegenüber. Unser Forschungsgebiet muss den Prozess der Medikamentenentwicklung in der Parkinson-Pipeline weiter optimieren, damit nur die Medikamente es bis in den NET-PD-Prozess oder in eine Pharma-Industrie-gesponserte Studie schaffen, die auch wirklich Chancen auf Erfolg haben.

Der Parkinson-Impfstoff
Eine neue Therapie für die Parkinson-Krankheit ist vor kurzem für eine Studie am Menschen zugelassen worden. Das österreichische Unternehmen AFFiRiS AG hat eine Zwei-Jahres-Studie mit einem Impfstoff gestartet, der mit dem Ziel entwickelt wurde, das Fortschreiten der Parkinson-Krankheit aufzuhalten.

Die Parkinson-Krankheit ist eine Neurodegeneration, die mit der Ablagerung eines Proteins namens alpha-Synuclein im Gehirn einhergeht. Dieses Protein verklumpt und scheint sich im Verlauf des Fortschreitens der Parkinson-Krankheit über das gesamte Gehirn auszubreiten. Viele Experten glauben, dass ein Großteil der Schäden bei der Parkinson-Krankheit darauf zurückzuführen ist, dass das Gehirn es nicht schafft, diese Proteinablagerungen zu weiterverarbeiten und abzubauen.

Die Idee hinter einem Parkinson-Impfstoff ist einfach. Die Patienten erhalten vier Injektionen in der Hoffnung, dass diese eine Reaktion des Immunsystems gegen alpha-Synuclein auslösen und dass Antikörper gebildet werden, die die schlechten Gehirnproteine angreifen und sie letztendlich abbauen. 32 Parkinson-Patienten werden an dieser Zwei-Jahres-Sicherheits- und -Verträglichkeits-Studie teilnehmen, die PD01A-Projekt genannt wird. Die Studie hat nun in Wien begonnen und hat zum Ziel, das Fortschreiten der Parkinson-Krankheit zu modifizieren.

Es ist wichtig, im Auge zu behalten, dass nicht alle Experten glauben, dass die Entfernung dieser Gehirnproteine zu klinisch relevanten Veränderungen und einer Krankheitsmodifikation führen wird. Darüber hinaus müssen wir bedenken, dass ein vielbeachteter Versuch, die Tau-Proteine bei Alzheimer-Patienten zu entfernen, letztendlich zu ernsthaften Sicherheitsbedenken und zur Beendigung der Impfstoff-Studie AN1792 geführt hatte, da mehrere Patienten eine schwere Hirnhautentzündung und Encephalitis entwickelt hatten.

Was Patienten hinsichtlich der Impfung verstehen müssen, ist, dass sich diese noch in einem sehr frühen Prüfstadium befindet, aber die Idee ist neu und das Konzept ist vielversprechend. Sicherheit, Verträglichkeit und klinische Wirksamkeit müssen erst nachgewiesen sein, bevor der Impfstoff in die nächste Phase der klinischen Prüfung übergehen kann. Die Hoffnung ist, dass das Abbauen der Parkinson-assoziierten Gehirnproteine auch mit einer Krankheitsverlaufsmodifikation einhergehen wird. Ein ähnlicher Ansatz wird auch bei anderen Erkrankungen wie dem Diabetes mellitus und der Atherosklerose getestet.

Neue Medikamente oder Therapien können in Ihrer Klinik verfügbar sein
Es gibt vielversprechende Ansätze zur Behandlung der behindernden Symptome der Parkinson-Krankheit. Spannende therapeutische Fortschritte wurden erst kürzlich eingeführt und innerhalb von wenigen Jahren verfeinert. Die Kreativität und der Einfallsreichtum dieser Generation von Wissenschaftlern und Klinikern werden uns auch weiterhin neue Therapien bringen. Möglicherweise können Sie über die Teilnahme an einer klinischen Studie Zugang zu einer neuen Therapie erhalten. Fragen Sie Ihren Arzt bei jedem Besuch, was neu, spannend und erfolgversprechend sein könnte. Überlegen Sie, ob Sie an einer klinischen Prüfung teilnehmen möchten, um selber die Entwicklung hin zu besseren Therapien und neuen kreativen Ansätzen bei der Bekämpfung dieser Erkrankung zu unterstützen.

Geheimnis Nr. 9: Fragen Sie immer wieder nach neuen Therapien

* * *

Kapitel 10: Verwandeln Sie Hoffnung in Glück und ein sinnvolles Leben

Ich durfte am Leben tausender Parkinson-Patienten teilhaben. Mein Weg wurde mir dabei durch die vielen Interaktionen und den Austausch mit ihnen klar vorgezeichnet. Ihre Probleme sind zu meinen Problemen geworden. Ich weiß, dass es meine Aufgabe ist, ihnen ihre Sorgen und Befürchtungen zu nehmen, damit sie wieder ein glückliches und sinnvolles Leben führen können.

Die Reise der Parkinson-Patienten wird von der Hoffnung angetrieben, und erst im Laufe der Zeit habe ich begriffen, dass es diese Hoffnung ist, die letztlich zu einem glücklichen Leben führt. Es ist die Hoffnung, die sie trotz der oft beschwerlichen Reise weiter antreibt. Die breite Öffentlichkeit mag die Parkinson-Krankheit mit der ALS oder mit Alzheimer verwechseln, aber wir müssen die Patienten daran erinnern, dass diese Erkrankungen sehr verschieden sind und Parkinson-Patienten im Allgemeinen ein langes und gesundes Leben führen können. Wichtige Tipps, um die Hoffnung in Glück zu verwandeln, sind:

- Lassen Sie es nicht zu, dass Ihr Leben nur noch von der Krankheit bestimmt wird.

- Finden und stehen Sie zu Ihren eigenen Wertvorstellungen.

- Nehmen Sie die Unterstützung von Familie und Freunden an.

- Entwickeln Sie eine Vision, wer Sie sein wollen, und leben Sie diese Vision.

- Teilen Sie Ihren Weg mit anderen Parkinson-Patienten und Patienten mit anderen chronischen Erkrankungen und deren Familien.

- Informieren Sie sich über Medikamente, Einnahmezeiten und Nebenwirkungen.

- Trainieren Sie jeden Tag, und seien Sie auf einen ungeplanten Krankenhausaufenthalt vorbereitet.

- Suchen Sie sich einen Arzt, dem Sie vertrauen und bei dem Sie sich gut aufgehoben fühlen.

- Stellen Sie sich mindestens einmal pro Jahr bei einem interdisziplinären Team von Parkinson-Spezialisten vor (Physiotherapie, Ergotherapie, Psychologen, Psychiater, Logopäden, Sozialarbeiter).

- Seien Sie sich bewusst, dass vielleicht eines Tages eine elektrische Hirnschrittmachertherapie nützlich sein kann, um Ihre Krankheitssymptome zu lindern.

- Fragen Sie immer wieder nach neuen Medikamenten, Operationen und Verhaltenstherapien.

- Optimieren Sie die symptomatische Behandlung Ihrer Erkrankung, aber verausgaben Sie sich nicht unnötig bei der Suche nach einem endgültigen Heilmittel.

- Hüten Sie sich vor Menschen, die Ihre Hoffnungen ausnutzen, um Geld zu machen (Glutathion-Therapie, Chelat-Therapie, Gebühren für Stammzell-Therapien, Wunderheilungen, etc.).

Unabhängig von Ihrer Religion und politischen Orientierung ist die Hoffnung die mächtigste Waffe, die Sie für Ihren Kampf gegen die Parkinson-Krankheit haben.

Geheimnis Nr. 10: Verwandeln Sie Hoffnung in Glück und ein sinnvolles Leben
Um dieses Buch und zukünftige Bücher zu verbessern sind wir sehr an Ihren Kommentaren und Verbesserungsvorschlägen interessiert.

Sie können den Autor dieses Buches diesbezüglich direkt unter der Email-Adresse michaelokunmd@gmail.com kontaktieren.

Auf der Internetseite dieses Buches gibt es ein frei zugängliches Internetforum, das sich an Patienten und ihre Familien richtet und viele aktuelle Behandlungsempfehlungen für die Parkinson-Krankheit beinhaltet: http://www.parkinsonsecrets.com
Die Internetseite beinhaltet zudem die Kurzbiographien der Übersetzer der nicht-englischsprachigen Buchversionen.

Special Acknowledgement:

"Herzlicher Dank gilt Herrn Dr. med. Frank Steigerwald, Neurologische Klinik des Universitätsklinikums Würzburg, für das sorgfältige Durchlesen der deutschen Version des Manuskripts und viele hilfreiche Verbesserungsvorschläge"

"I thank Dr. Frank Steigerwald from the Department of Neurology, University of Wuerzburg, Germany, for thoroughly reading the German version of the manuscript and for many thoughtful comments".

* * *

Michael S. Okun, MD, gilt als weltweite Autorität auf dem Gebiet der Parkinson-Therapie, und seine Publikationen sind Hoffnungsquelle und Wegweiser, um den Menschen, die weltweit mit dieser Krankheit leben, den Rücken zu stärken. Derzeit arbeitet er als Professor, Verwaltungsdirektor und Co-Direktor des Zentrums für Bewegungsstörungen und Neurorestoration der Universität Florida, welches zusammen dem McKnight Gehirn-Instituts und dem College of Medicine der Universität Florida zum translationalen Forschungsverbund für neurodegenerativen Erkrankungen gehört. In seiner Art ist das Zentrum einzigartig, da es mehr als 45 interdisziplinäre Fakultätsmitglieder aus den verschiedensten Bereichen auf einem Campus beherbergt, von denen sich alle der Patientenbetreuung, Öffentlichkeitsarbeit, Lehre und Forschung widmen. Alle Spezialisten sind am selben Ort untergebracht, was die Grundlage für die auf Parkinson-Patienten spezialisierten Sachkenntnisse darstellt. Dr. Okun hat sich diesem interdisziplinären Betreuungsansatz bei der Parkinson-Krankheit verschrieben, und er hat seit seiner Ernennung zum nationalen Medizinischen Direktor für die „National Parkinson Foundation" (NPF) im Jahr 2006 mit den mehr als 40 internationalen NPF-Exzellenzzentren daran gearbeitet, eine bestmögliche Umgebung für die Betreuung, Erforschung und Öffentlichkeitsarbeit der Parkinson-Krankheit, der Dystonien, dem Tourette-Syndrom und anderer Bewegungsstörungen zu schaffen. Dr. Okun war eine der treibenden Kräfte bei der Gründung des Zentrums für Bewegungsstörungen und Neurorestoration und dessen komplett patientenzentrierten Betreuungsansatzes. Dr. Okun erhielt Fördergelder aus der „National Parkinson Foundation" (NPF), den „National Institutes of Health" (NIH), der „Parkinson Alliance", und der „Michael J. Fox Stiftung für Parkinson-Forschung" und er betreibt derzeit das internationale Online-Forum „Ask The Expert" auf der NPF-Website. Das Forum ist ein kostenloser Service, der Fragen aus allen Kontinenten (außer der Antarktis) beantwortet und allein in den letzten drei Jahren mehr als 10.000 Anfragen bearbeitet hat.

Dr. Okun hat einen Großteil seiner Karriere der Errichtung und Fortentwicklung von spezialisierten Behandlungszentren für Menschen mit Bewegungsstörungen gewidmet. Er ist in den Genuss einer fruchtbaren wissenschaftlichen Karriere gekommen, indem er die Funktionen der nicht-motorischen Basalganglienanteile erforscht und an bahnbrechenden Studien über die Auswirkungen der Tiefen Hirnstimulation (THS) auf das Denken, Verhalten und die Stimmung teilgenommen hat. Dr. Okun hält die Adelaide Lackner-Professur für Neurologie, hat mehr als 300 peer-reviewed Fachartikel und Buchkapitel und einen Roman („Lessons from the Bedside", 1995) veröffentlicht und ist als Gutachter für mehr als 25 große medizinische Fachzeitschriften einschließlich dem „Journal of the American Medical Association" (JAMA) und dem „New England Journal of Medicine" (NEJM) tätig gewesen. Er wurde weltweit zu Vorträgen über die Parkinson-Krankheit und Bewegungsstörungen eingeladen. Seine Werke sind in vielen Sprachen und über zahlreiche Bezugsquellen erhältlich, u.a. über das „New England Journal of Medicine" und die Patienten-Foren und -Blogs der NPF. Besucher aus der ganzen Welt kommen nach Gainesville, Florida, um ihn zu aktuellen Parkinson-Behandlungen um Rat zu fragen, und er ist ein vielgefragter internationaler Redner. Er hat viele populäre Bücher geschrieben, darunter „Ask the Expert" über die Parkinson-Krankheit und „Lessons from the Bedside".

Wenn Sie Tipps oder Verbesserungen für dieses Buch oder zukünftige Bücher vorschlagen möchten, können Sie Dr. Okun direkt per E-Mail unter okun@neurology.ufl.edu kontaktieren.

Nützliche Informationen können Sie auch in den drei Parkinson-Internetforen finden, die von Dr. Okun betreut werden:
http://www.Parkinsonsecrets.com
http://mdc.mbi.ufl.edu/category/treatment/parkinsons-treatment-tips
http://www.parkinson.org/Patients/Patients---On-The-Blog.aspx

* * *

Glossar:

Benserazid/Levodopa (z.B. Madopar)- eine Form der Dopamin-Ersatztherapie, die vorwiegend in Europa und anderen Regionen eingesetzt wird.

Carbidopa/Levodopa (z.B. Nacom, Sinemet)- eine Form der Dopamin-Ersatztherapie, die vorwiegend in den Vereinigten Staaten und anderen Regionen verwendet wird.

THS- Tiefe Hirnstimulation.

Dopamin-Agonisten- im Gegensatz zur einfachen Dopamin-Ersatztherapie (z.B. Madopar, Nacom) stimulieren Dopamin-Agonisten auf direktem Wege den Dopamin-Rezeptor im Gehirn. Häufig verwendete Dopamin-Agonisten sind Pramipexol (z.B. Sifrol), Ropinirol (z.B. Requip), Cabergoline (z.B. Cabaseril), Pergolide (z.B. Parkotil), Rotigotine (z.B. Neupro). Rotigotine ist ein Pflaster.

Dopamindysregulations-Syndrom- eine suchtähnliche Störung mit Gier nach und Übergebrauch von Levodopa-Präparaten wie Nacom oder Madopar.

Monoaminoxidase(MAO)-B-Inhibitoren– Parkinsonmedikamente, die durch Hemmung des Dopamin-Abbaus funktionieren. Übliche MAO-B-Inhibitoren sind Selegilin (z.B. Xilopar, Selegilin Generika) und Rasagilin (Azilect). MAO-B-Inhibibitoren sind, wenn sie in niedriger Dosierung gegeben werden, bei der Parkinson-Krankheit relativ sicher einzusetzen, selbst wenn sie mit anderen Arzneimitteln kombiniert werden. Es sind die MAO-A-Inhibitoren, bei denen Arzneimittelinteraktionen eine größere Rolle spielen. Diese werden jedoch nur selten bei der Parkinson-Krankheit eingesetzt.

Impulskontrollstörungen– Verhaltensstörungen die typischerweise unter der Einnahme von Dopamin-Agonisten auftreten (Essattacken, Glücksspiel, Hypersexualität, andere unangemessene Verhaltensweisen).

Lewy-Körperchen- Protein-Ablagerungen, die alpha-Synuclein enthalten. Diese Ablagerungen sind das pathologische Merkmal der Parkinson-Krankheit.

Punding- zwangsähnliches Verhalten, bei dem der Betroffene wie mechanisch sich immer wieder wiederholende Tätigkeiten ausführt

* * *

Übersetzte Versionen

Englisch- Michael S. Okun, M.D.

Portugiesisch- Marianna Moscovich, M.D.

Spanisch- Daniel Martinez, M.D.

Chinesisch- Yun Peng, M.D.

Japanisch- Genko Oyama, M.D., Ph.D.

Filipino- Criscley Go, M.D.

Koreanisch- Ho-Won Lee, M.D.

Arabisch- Omar Alsanaidi, M.D.

Schwedisch- Beata Ferencz, M.Sc.

Deutsch- Christine Daniels, M.D.

French- Nadira AitSahlia, M.D.

Urdu- Mustafa Siddiqui, M.D.

Thai- Natlada Limotai, M.D.

Malaysisch- Frandy Susatia, M.D.

Hindi (Indisch)- Shankar Kulkarni, PhD.

Marathi (Indisch)- Aparna Shukla, M.D.

Telugu (Indisch)- Ashok Sriram, M.D.

Tamil (Indisch)- Vinata Vedam-Mai, PhD.

Italienisch- Marco Sassi, M.D.

Bengali- Maria Hack

Russisch- Mindaugas Bazys, M.D.

Holländisch- Peggy Spauwen, M.Sc.

Polnisch- Emila Sitek, M.D., Jaroslaw Slawek, M.D.

Turkish- Zeynep Tüfekcioğlu, M.D., Haşmet A. Hanagasi, M.D.

* * *

Ausgewählte Literatur

1. Wang, S.-C., Lu Xun, a Biography1984: Foreign Languages Press.
2. Steinbeck, J., Travels with Charley in Search of America. Penguin Classic2012: Penguin.
3. Bhalla, S., Quotes of Gandhi1995: UBS Publishers Distributors.
4. Dorsey, E.R., et al., Projected number of people with Parkinson disease in the most populous nations, 2005 through 2030. Neurology, 2007. 68(5): p. 384-6.
5. Dungy, T., The Mentor Leader: Secrets to Building People and Teams That Win Consistently2010: Tyndale Momentum.
6. From James Parkinson to Friederich Lewy: leaving landmarks for further research journeys. Funct Neurol, 2003. 18(2): p. 63-4.
7. Holdorff, B., Friedrich Heinrich Lewy (1885-1950) and his work. J Hist Neurosci, 2002. 11(1): p. 19-28.
8. Paterniti, M., Driving Mr. Albert: A Trip Across America with Einstein's Brain2001: Dial Press.
9. Abelson, J.N., Simon, M.I., Wetzel, R., Amyloid, Proteins, Prions, and Other Aggregates. Vol. 309. 1999: Academic Press.
10. Braak, E. and H. Braak, Silver staining method for demonstrating Lewy bodies in Parkinson's disease and argyrophilic oligodendrocytes in multiple system atrophy. J Neurosci Methods, 1999. 87(1): p. 111-5.
11. Braak, H. and E. Braak, Pathoanatomy of Parkinson's disease. J Neurol, 2000. 247 Suppl 2: p. II3-10.
12. Braak, H., et al., Pattern of brain destruction in Parkinson's and Alzheimer's diseases. J Neural Transm, 1996. 103(4): p. 455-90.
13. Takahashi, H., [Pathology of neurodegenerative diseases: with special reference to Parkinson's disease and amyotrophic lateral sclerosis]. Rinsho Shinkeigaku, 2002. 42(11): p. 1085-7.
14. Cooper, J.M.J., Woodrow Wilson: A Biography2011: Vintage First Edition.

15. Carp, L., George Gershwin-illustrious American composer: his fatal glioblastoma. Am J Surg Pathol, 1979. 3(5): p. 473-8.

16. Ljunggren, B., The case of George Gershwin. Neurosurgery, 1982. 10(6 Pt 1): p. 733-6.

17. Parent, M. and A. Parent, Substantia nigra and Parkinson's disease: a brief history of their long and intimate relationship. Can J Neurol Sci, 2010. 37(3): p. 313-9.

18. Finger, S., Origins of Neuroscience: A History into Explanations into Brain Function2001: Oxford University Press.

19. Okun, M.S., Fernandez, H.H., Ask the Doctor About Parkinson's Disease2009: Demos Health.

20. Jin, D.Z., N. Fujii, and A.M. Graybiel, Neural representation of time in cortico-basal ganglia circuits. Proc Natl Acad Sci U S A, 2009. 106(45): p. 19156-61.

21. Sacks, O., Awakenings1999: Vintage.

22. Langston, J.W., The Case of the Frozen Addict1996: Vintage.

23. Stegemoller, E.L., T. Simuni, and C. MacKinnon, Effect of movement frequency on repetitive finger movements in patients with Parkinson's disease. Mov Disord, 2009. 24(8): p. 1162-9.

24. Stegemoller, E.L., T. Simuni, and C.D. Mackinnon, The effects of Parkinson's disease and age on syncopated finger movements. Brain Res, 2009. 1290: p. 12-20.

25. Benabid, A.L., [Stimulation therapies for Parkinson's disease: over the past two decades]. Bull Acad Natl Med, 2010. 194(7): p. 1273-86.

26. Benabid, A.L., et al., Long-term electrical inhibition of deep brain targets in movement disorders. Mov Disord, 1998. 13 Suppl 3: p. 119-25.

27. Benabid, A.L., et al., Chronic VIM thalamic stimulation in Parkinson's disease, essential tremor and extra-pyramidal dyskinesias. Acta Neurochir Suppl (Wien), 1993. 58: p. 39-44.

28. Benabid, A.L., J.F. Le Bas, and P. Pollak, [Therapeutic and physiopathological contribution of electric stimulation of deep brain structures in Parkinson's disease]. Bull Acad Natl Med, 2003. 187(2): p. 305-19; discussion 319-22.

29. Benazzouz, A. and M. Hallett, Mechanism of action of deep brain stimulation. Neurology, 2000. 55(12 Suppl 6): p. S13-6.

30. Lozano, A.M., et al., Deep brain stimulation for Parkinson's disease: disrupting the disruption. Lancet Neurol, 2002. 1(4): p. 225-31.

31. Lozano, A.M. and H. Eltahawy, How does DBS work? Suppl Clin Neurophysiol, 2004. 57: p. 733-6.

32. McIntyre, C.C., et al., Uncovering the mechanism(s) of action of deep brain stimulation: activation, inhibition, or both. Clin Neurophysiol, 2004. 115(6): p. 1239-48.

33. McIntyre, C.C., et al., How does deep brain stimulation work? Present understanding and future questions. J Clin Neurophysiol, 2004. 21(1): p. 40-50.

34. Okun, M.S., Deep-brain stimulation for Parkinson's disease. N Engl J Med, 2012. 367(16): p. 1529-38.

35. Lee, K.H., et al., Emerging techniques for elucidating mechanism of action of deep brain stimulation. Conf Proc IEEE Eng Med Biol Soc, 2011. 2011: p. 677-80.

36. Lee, K.H., et al., High frequency stimulation abolishes thalamic network oscillations: an electrophysiological and computational analysis. J Neural Eng, 2011. 8(4): p. 046001.

37. Vedam-Mai, V., et al., Deep brain stimulation and the role of astrocytes. Mol Psychiatry, 2012. 17(2): p. 124-31, 115.

38. Steindler, D.A., M.S. Okun, and B. Scheffler, Stem cell pathologies and neurological disease. Mod Pathol, 2012. 25(2): p. 157-62.

39. Wang, S., et al., Neurogenic potential of progenitor cells isolated from postmortem human Parkinsonian brains. Brain Res, 2012. 1464: p. 61-72.

40. Okun, M.S. and K.D. Foote, Parkinson's disease DBS: what, when, who and why? The time has come to tailor DBS targets. Expert Rev Neurother, 2010. 10(12): p. 1847-57.

41. Oyama, G., et al., Selection of deep brain stimulation candidates in private neurology practices: referral may be simpler than a computerized triage system. Neuromodulation, 2012. 15(3): p. 246-50; discussion 250.

42. Okun, M.S., et al., Development and initial validation of a screening tool for Parkinson disease surgical candidates. Neurology, 2004. 63(1): p. 161-3.

43. Alexander, G.E., M.D. Crutcher, and M.R. DeLong, Basal ganglia-thalamocortical circuits: parallel substrates for motor, oculomotor, "prefrontal" and "limbic" functions. Prog Brain Res, 1990. 85: p. 119-46.

44. Alexander, G.E., M.R. DeLong, and P.L. Strick, Parallel organization of functionally segregated circuits linking basal ganglia and cortex. Annu Rev Neurosci, 1986. 9: p. 357-81.

45. DeLong, M. and T. Wichmann, Deep brain stimulation for movement and other neurologic disorders. Ann N Y Acad Sci, 2012. 1265: p. 1-8.

46. DeLong, M.R., et al., Role of basal ganglia in limb movements. Hum Neurobiol, 1984. 2(4): p. 235-44.

47. Delong, M.R., et al., Functional organization of the basal ganglia: contributions of single-cell recording studies. Ciba Found Symp, 1984. 107: p. 64-82.

48. Goetz, C.G., The history of Parkinson's disease: early clinical descriptions and neurological therapies. Cold Spring Harb Perspect Med, 2011. 1(1): p. a008862.

49. Kempster, P.A., B. Hurwitz, and A.J. Lees, A new look at James Parkinson's Essay on the Shaking Palsy. Neurology, 2007. 69(5): p. 482-5.

50. Williams, D.R., James Parkinson's London. Mov Disord, 2007. 22(13): p. 1857-9.

51. Aarsland, D., et al., Depression in Parkinson disease-- epidemiology, mechanisms and management. Nat Rev Neurol, 2012. 8(1): p. 35-47.

52. Gallagher, D.A. and A. Schrag, Psychosis, apathy, depression and anxiety in Parkinson's disease. Neurobiol Dis, 2012. 46(3): p. 581-9.

53. Tan, L.C., Mood disorders in Parkinson's disease. Parkinsonism Relat Disord, 2012. 18 Suppl 1: p. S74-6.

54. Aarsland, D., L. Marsh, and A. Schrag, Neuropsychiatric symptoms in Parkinson's disease. Mov Disord, 2009. 24(15): p. 2175-86.

55. Marsh, L., et al., Provisional diagnostic criteria for depression in Parkinson's disease: report of an NINDS/NIMH Work Group. Mov Disord, 2006. 21(2): p. 148-58.

56. Marsh, L., et al., Psychiatric comorbidities in patients with Parkinson disease and psychosis. Neurology, 2004. 63(2): p. 293-300.

57. Pontone, G.M., et al., Prevalence of anxiety disorders and anxiety subtypes in patients with Parkinson's disease. Mov Disord, 2009. 24(9): p. 1333-8.

58. Pontone, G.M., et al., Anxiety and self-perceived health status in Parkinson's disease. Parkinsonism Relat Disord, 2011. 17(4): p. 249-54.

59. Kirsch-Darrow, L., et al., Dissociating apathy and depression in Parkinson disease. Neurology, 2006. 67(1): p. 33-8.

60. Postuma, R.B., et al., Identifying prodromal Parkinson's disease: pre-motor disorders in Parkinson's disease. Mov Disord, 2012. 27(5): p. 617-26.

61. Postuma, R.B., J.F. Gagnon, and J.Y. Montplaisir, REM sleep behavior disorder: from dreams to neurodegeneration. Neurobiol Dis, 2012. 46(3): p. 553-8.

62. Schulte, E.C. and J. Winkelmann, When Parkinson's disease patients go to sleep: specific sleep disturbances related to Parkinson's disease. J Neurol, 2011. 258(Suppl 2): p. S328-35.

63. Suzuki, K., et al., [Sleep disturbances in patients with Parkinson disease]. Brain Nerve, 2012. 64(4): p. 342-55.

64. Barbeau, A., H. Mars, and L. Gillo-Joffroy, Adverse clinical side effects of levodopa therapy. Contemp Neurol Ser, 1971. 8: p. 203-37.

65. Barbeau, A., et al., Levodopa combined with peripheral decarboxylase inhibition in Parkinson's disease. Can Med Assoc J, 1972. 106(11): p. 1169-74.

66. Barbeau, A., Editorial: Long-term assessment of levodopa therapy in Parkinson's disease. Can Med Assoc J, 1975. 112(12): p. 1379-80.

67. Barbeau, A., High-level levodopa therapy in Parkinson's disease: five years later. Trans Am Neurol Assoc, 1974. 99: p. 160-3.

68. Barbeau, A., [The use of levodopa in diseases other than Parkinsonism]. Union Med Can, 1972. 101(5): p. 849-52.

69. Friedman, J.H., Punding on levodopa. Biol Psychiatry, 1994. 36(5): p. 350-1.

70. Fernandez, H.H. and J.H. Friedman, Punding on L-dopa. Mov Disord, 1999. 14(5): p. 836-8.

71. Hammond, C.J., H.H. Fernandez, and M.S. Okun, Reflections: neurology and the humanities. A punder in Catch-22. Neurology, 2009. 72(6): p. 574-5.

72. Heller, J., Catch-22 1961: Simon and Schuster.

73. Giovannoni, G., et al., Hedonistic homeostatic dysregulation in patients with Parkinson's disease on dopamine replacement therapies. J Neurol Neurosurg Psychiatry, 2000. 68(4): p. 423-8.

74. LeWitt, P.A., J. Dubow, and C. Singer, Is levodopa toxic? Insights from a brain bank. Neurology, 2011. 77(15): p. 1414-5.

75. Parkkinen, L., et al., Does levodopa accelerate the pathologic process in Parkinson disease brain? Neurology, 2011. 77(15): p. 1420-6.

76. Fahn, S., et al., Levodopa and the progression of Parkinson's disease. N Engl J Med, 2004. 351(24): p. 2498-508.

77. Okun, M.S., et al., Piloting the NPF data-driven quality improvement initiative. Parkinsonism Relat Disord, 2010. 16(8): p. 517-21.

78. Voon, V. and S.H. Fox, Medication-related impulse control and repetitive behaviors in Parkinson disease. Arch Neurol, 2007. 64(8): p. 1089-96.

79. Voon, V., et al., Impulse control disorders in Parkinson disease: a multicenter case--control study. Ann Neurol, 2011. 69(6): p. 986-96.

80. Weintraub, D., Dopamine and impulse control disorders in Parkinson's disease. Ann Neurol, 2008. 64 Suppl 2: p. S93-100.

81. Weintraub, D., et al., Impulse control disorders in Parkinson disease: a cross-sectional study of 3090 patients. Arch Neurol, 2010. 67(5): p. 589-95.

82. Weintraub, D., et al., Association of dopamine agonist use with impulse control disorders in Parkinson disease. Arch Neurol, 2006. 63(7): p. 969-73.

83. Shapiro, M.A., et al., The four As associated with pathological Parkinson disease gamblers: anxiety, anger, age, and agonists. Neuropsychiatr Dis Treat, 2007. 3(1): p. 161-7.

84. Limotai, N., et al., Addiction-like manifestations and Parkinson's disease: a large single center 9-year experience. Int J Neurosci, 2012. 122(3): p. 145-53.

85. Rabinak, C.A. and M.J. Nirenberg, Dopamine agonist withdrawal syndrome in Parkinson disease. Arch Neurol, 2010. 67(1): p. 58-63.

86. Moum, S.J., et al., Effects of STN and GPi deep brain stimulation on impulse control disorders and dopamine dysregulation syndrome. PLoS One, 2012. 7(1): p. e29768.

87. Lhommee, E., et al., Subthalamic stimulation in Parkinson's disease: restoring the balance of motivated behaviours. Brain, 2012. 135(Pt 5): p. 1463-77.

88. Zigmond, M.J., et al., Neurorestoration by physical exercise: moving forward. Parkinsonism Relat Disord, 2012. 18 Suppl 1: p. S147-50.

89. Smith, A.D. and M.J. Zigmond, Can the brain be protected through exercise? Lessons from an animal model of parkinsonism. Exp Neurol, 2003. 184(1): p. 31-9.

90. Petzinger, G.M., et al., Enhancing neuroplasticity in the basal ganglia: the role of exercise in Parkinson's disease. Mov Disord, 2010. 25 Suppl 1: p. S141-5.

91. Fisher, B., Intervention that challenges the nervous system confronts the challenge of real-world clinical practice. J Neurol Phys Ther, 2011. 35(3): p. 148-9.

92. Corcos, D.M., C.L. Comella, and C.G. Goetz, Tai chi for patients with Parkinson's disease. N Engl J Med, 2012. 366(18): p. 1737-8; author reply 1738.

93. Hass, C.J., et al., Progressive resistance training improves gait initiation in individuals with Parkinson's disease. Gait Posture, 2012. 35(4): p. 669-73.

94. Snijders, A.H., et al., Bicycling breaks the ice for freezers of gait. Mov Disord, 2011. 26(3): p. 367-71.

95. Snijders, A.H., M. van Kesteren, and B.R. Bloem, Cycling is less affected than walking in freezers of gait. J Neurol Neurosurg Psychiatry, 2012. 83(5): p. 575-6.

96. Alberts, J.L., et al., It is not about the bike, it is about the pedaling: forced exercise and Parkinson's disease. Exerc Sport Sci Rev, 2011. 39(4): p. 177-86.

97. Ahlskog, J.E., Does vigorous exercise have a neuroprotective effect in Parkinson disease? Neurology, 2011. 77(3): p. 288-94.

98. Keus, S.H., et al., The ParkinsonNet trial: design and baseline characteristics. Mov Disord, 2010. 25(7): p. 830-7.

99. Keus, S.H., et al., Improving community healthcare for patients with Parkinson's disease: the dutch model. Parkinsons Dis, 2012. 2012: p. 543426.

100. Munneke, M., et al., Efficacy of community-based physiotherapy networks for patients with Parkinson's disease: a cluster-randomised trial. Lancet Neurol, 2010. 9(1): p. 46-54.

101. Nijkrake, M.J., et al., The ParkinsonNet concept: development, implementation and initial experience. Mov Disord, 2010. 25(7): p. 823-9.

102. Aminoff, M.J., et al., Management of the hospitalized patient with Parkinson's disease: current state of the field and need for guidelines. Parkinsonism Relat Disord, 2011. 17(3): p. 139-45.

103. Gerlach, O.H., et al., Deterioration of Parkinson's disease during hospitalization: survey of 684 patients. BMC Neurol, 2012. 12: p. 13.

104. Gerlach, O.H., V.J. Rouvroije, and W.E. Weber, Parkinson's disease and hospitalization: the need for guidelines. Parkinsonism Relat Disord, 2011. 17(6): p. 498.

105. Chou, K.L., et al., Hospitalization in Parkinson disease: a survey of National Parkinson Foundation Centers. Parkinsonism Relat Disord, 2011. 17(6): p. 440-5.

106. Wexler, A., Mapping Fate: A Memoir of Family, Risk, and Genetic Research1996: University of California Press.

107. Tanner, C.M., et al., Rotenone, paraquat, and Parkinson's disease. Environ Health Perspect, 2011. 119(6): p. 866-72.

108.   Goldman, S.M., et al., Occupation and parkinsonism in three movement disorders clinics. Neurology, 2005. 65(9): p. 1430-5.

109.   Goldman, S.M., et al., Solvent exposures and Parkinson disease risk in twins. Ann Neurol, 2012. 71(6): p. 776-84.

110.   Hancock, D.B., et al., Pesticide exposure and risk of Parkinson's disease: a family-based case-control study. BMC Neurol, 2008. 8: p. 6.

111.   Dick, F.D., et al., Gene-environment interactions in parkinsonism and Parkinson's disease: the Geoparkinson study. Occup Environ Med, 2007. 64(10): p. 673-80.

112.   Christine, C.W., et al., Safety and tolerability of putaminal AADC gene therapy for Parkinson disease. Neurology, 2009. 73(20): p. 1662-9.

113.   Marks, W.J., Jr., et al., Gene delivery of AAV2-neurturin for Parkinson's disease: a double-blind, randomised, controlled trial. Lancet Neurol, 2010. 9(12): p. 1164-72.

114.   LeWitt, P.A., et al., AAV2-GAD gene therapy for advanced Parkinson's disease: a double-blind, sham-surgery controlled, randomised trial. Lancet Neurol, 2011. 10(4): p. 309-19.

115.   Kaplitt, M.G., et al., Safety and tolerability of gene therapy with an adeno-associated virus (AAV) borne GAD gene for Parkinson's disease: an open label, phase I trial. Lancet, 2007. 369(9579): p. 2097-105.

116.   Feigin, A., et al., Modulation of metabolic brain networks after subthalamic gene therapy for Parkinson's disease. Proc Natl Acad Sci U S A, 2007. 104(49): p. 19559-64.

117.   Mitka, M., Experimental RNA therapy shows promise against Ebola virus in monkey studies. JAMA, 2010. 304(1): p. 31.

118.   Geisbert, T.W., et al., Postexposure protection of non-human primates against a lethal Ebola virus challenge with RNA interference: a proof-of-concept study. Lancet, 2010. 375(9729): p. 1896-905.

119.   Feldmann, H., Are we any closer to combating Ebola infections? Lancet, 2010. 375(9729): p. 1850-2.

120.   Kravitz, A.V., et al., Regulation of parkinsonian motor behaviours by optogenetic control of basal ganglia circuitry. Nature, 2010. 466(7306): p. 622-6.

121.   Bass, C.E., et al., Optogenetic control of striatal dopamine release in rats. J Neurochem, 2010. 114(5): p. 1344-52.

# # #

Made in the USA
Monee, IL
27 January 2022

89949622R00075